성인병 · 난치병 · 부인병 · 어린이 질환 등
증상별 처방과 특효식품

손쉽게하는
자연식 치료법

임종삼 편

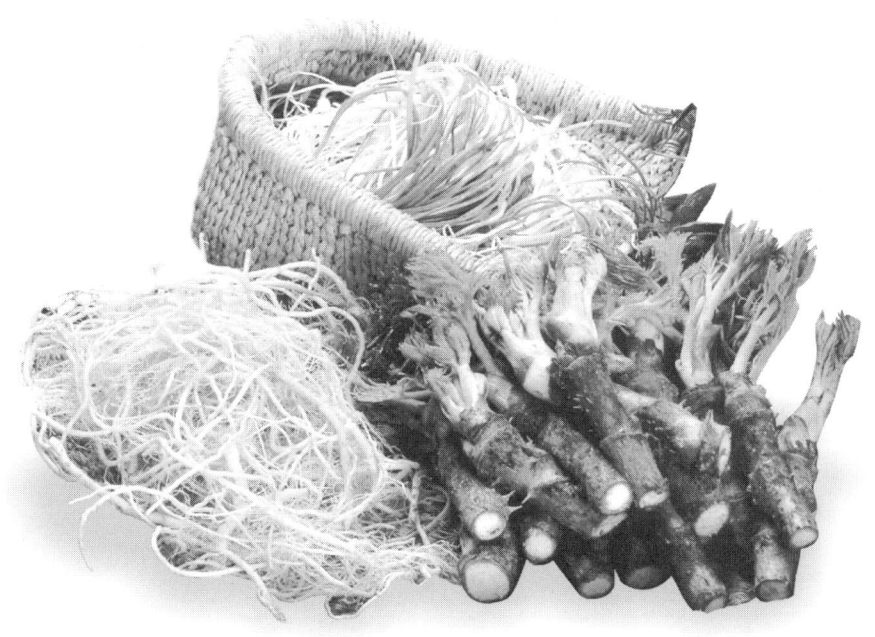

이 책을 엮으면서

　인류가 지구상에 존재하면서부터 수많은 변화와 신생(新生)을 거듭하면서도 그 생명(生命)을 오래도록 유지하려는 욕망에는 추호도 변함이 없다.
　인간이라면 누구나 오래도록 살면서 온갖 영화와 기쁨을 누리려는 생각이 항상 영원의 불길처럼 우리 가슴속에 깃들어 왔다. 물론 이것은 좋은 일이며 인간 최고의 소망이다.
　그러나 —
　그것은 하나의 욕망일 뿐 실제로는 생명을 이어받아 아름다운 대자연의 기상도 미쳐 맛보지 못한 채 한 떨기 꽃잎처럼 속절없이 떨어져 가는 사람이 있는가 하면, 근근히 목숨만 유지할 뿐 각종 병마에 시달리다가 제대로 수명을 다하지 못하고 생(生)을 마감해 버리는 사람도 많다.
　현대 생명공학에서는 인간의 수명을 120세라고들 말한다. 그렇다면 우리는 그 나이까지는 살아야 할 것이고, 굳이 못살 것이라고 체념할 까닭이 없지 않겠는가. 여기에는 물론 현대 문명의 눈부신 발달로 인한 우리들의 생활이 심신 양면 모두 편리해진 탓도 무시할 수 없는 면이다. 그러나 식생활의 풍요로 인하여 우리 몸은 미처 그걸 소화해내지 못하고 온 지구를 뒤덮고 있는 수많은 공해(公害) 역시 우리 몸을 좀먹고 있다.

이와 같은 환경 속에서 인간이 그 수명을 다한다는 것은 부질없는 일인지도 모른다. 그러나 대자연은 이것들에 대한 강력한 자연치유력을 가지고 있다는 사실도 알아야 한다. 몸에 해롭다고 이미 과학이 밝혀낸 것들도 즐겨 먹고, 쓰는 우리들이 아닌가. 단순히 입에 맞고, 편리하다는 이유만으로...

여기에 편자는 의식동원(醫食同源)이라는 대사상(大思想)아래 우리가 먹는 것과 쓰는 약은 그 뿌리가 같다는, 어떻게 보면 매우 보편적인 생각에 포커스를 맞추어 이 책을 엮어보기로 했다. 현대 의학에서 말하는 예방 의학이라고나 할까 !

생로병사(生老病死)의 숙명 앞에 수명이 다 할 때까지 우리의 생명에 중대한 영향을 미치는 질병이라는 무거운 짐을 덜어보고자 올바른 섭생(攝生)을 하는 태도를 가질 것을 강조하면서 강건한 몸과 마음으로 노도처럼 밀어닥치는 인류 최대의 적 질병을 함께 물리쳐 감히 발을 못 붙이도록 하는 심정이 간절할 뿐이다.

엮은이

목 차

제1장 건강식품의 약효 ······ 17

마늘의 광범위한 효과·18 / 암에서 무좀까지·20 / 효능별로 본 마늘의 만능 효과·21 / 외용약으로도 발군의 효능이 있다·22 / 마늘은 몸에 좋은 민간 만능 약·24 / 양파와 미역 스프·26 / 식초바나나의 약효·31 / 참깨는 먹는 약물(참깨죽, 참깨 반죽, 참깨식초, 참깨우유, 참깨술, 검정깨 차, 깨죽, 검정깨 샴푸)·37 / 마늘의 재조명-강력한 특효약(노화방지, 동맥경화, 간장병, 당뇨병, 위궤양, 암, 미용효과, 무좀, 신경통, 견비통, 근육통, 감기, 빈혈, 눈병, 식욕부진)·55 / 마늘을 이용한 간단한 약효식(마늘계란, 마늘술, 구운마늘, 마늘습포, 마늘죽)·64 / 수많은 질병을 거뜬히 물리치는 당근(삶은당근, 당근쥬스, 감자·당근쥬스, 당근구이)·72

제2장 목초 민간비방(民間秘方) ······ 83

가지·84 / 감과 곶감·86 / 검은 콩·87 / 겨자·87 / 고추·88 / 귤·89 / 김·90 / 깨·참기름·91 / 땅콩·92 / 냉이·92 / 녹두·93 / 당근·94 / 대추·95 / 도라지·96 / 마늘·96 / 매실·98 / 모과·98 / 무·99 / 미나리·100 / 밀·101 / 밤·102 / 배·102 / 배추·103 / 보리·104 / 복숭아·104 / 뽕나무·오디·106 / 사과·107 / 살구·107 / 삼·109 / 상추·109 / 생강·110 / 석류·112 / 수박·113 / 수수·114 /

쌀・벼・114 / 쑥・116 / 앵두・117 / 완두콩・118 / 은행・118 / 자두・119 / 죽순・120 / 찹쌀・찰벼・121 / 콩・121 / 토란・123 / 토마토・123 / 파・124 / 팥・125 / 포도・125 / 호도・126 / 후추씨・127

제3장 식이요법에 의한 보혈보기(補血補氣) 129

정력제・130 / 양파는 건강에 좋다・131 / 매실주는 피로회복에 으뜸・132 / 메밀과 고혈압・132 / 연뿌리는 니코틴 해독제・132 / 공해예방에는 시금치・134 / 셀러리쥬스 마시면 부부 화목・134 / 달걀의 과식은 해롭다・135 / 마늘 술은 만능약・135 / 쌀밥은 건강을 해친다・136 / 숙변은 위벽에 낀 불순물・137 / 소금과 설탕・137 / 적게 먹는 습관이 건강에 좋다・138 / 건강 해치는 호흡 법・138 / 체중 줄이기・138 / 체중조절은 노력하면 가능・139 / 혈압과 인삼・140 / 고혈압의 원인 물질・140 / 짠 음식의 영향・141 / 약의 혈압조절은 불가능・141 / 혈압 조절식품・142 / 육식(肉食)은 노화를 다그친다・142 / 불가사리 체조란?・143 / 마늘의 효능・144 / 민간요법은 비과학적이 아니다・145 / 두부와 영양 관리・146 / 변비・147 / 영양을 고루 갖춘 건강식・148 / 당뇨병・149 / 스트레스도 한 몫・149 / 당뇨병의 인슐린 요법・150 / 당뇨병의 식이요법・151 / 당뇨병에 주의할 점・152 / 생명현상과 크렙스 사이클・153 / 식초(食醋)와 건강・154 / 피로회복과 식욕촉진・155 / 빈혈(貧血)・156 / 백미 식과 현미 식・157 / 심장마비・159 / 감잎과 솔잎의 효능・160 / 잣과 정력보강・161

제4장 가정요법 163

1. 혈압과 대사(代謝) 164

고혈압・164 / 저혈압・164 / 협심증・165 / 당뇨병・166 / 각기병・167 / 빈혈증・168 / 점액수종・168 / 비만증・169 / 아디슨 씨 병・169 / 바세도우 씨 병・170

2. 정신(精神)과 신경(神經) 171

정신분열증·171 / 간질병·171 / 신경통·172 / 히스태리·173 / 뇌일혈(腦溢血)과 뇌연화증(腦軟化症)·174 / 안면신경마비·174

3. 내과(內科) 176

위암·176 / 위산과다·176 / 위염·177 / 위궤양·178 / 복막염·178 / 간염·179 / 위하수증·180 / 기생충·180 / 장염·181 / 십이지장궤양·181 / 비위·182 / 담석증·183 / 대장·184 / 구토·184 / 냉증·185 / 식욕부진·185 / 혈변·186 / 복통·186 / 토혈과 각혈·187 / 구갈·187 / 기관지염·188 / 늑막염·188 / 폐결핵·189 / 폐염·190 / 감기·190

4. 외과 192

타박상·192 / 임파선염·193 / 뾰루지와 종기·193 / 골막골수염·194 / 동상·195 / 치핵·196 / 치루·198 / 탈항·198

5. 비뇨기(泌尿器) 200

매독·200 / 임질·201 / 임균성전립선염·202 / 연성하감·202 / 부고환염·203

6. 피부(皮膚) 204

습진·204 / 완선·204 / 피부가 거칠고 대변이 순조롭지 못할 때·204 / 피부풍습소양증·205 / 피부병과 가렵고 아플 때·205 / 피부를 곱게 하는 차·205 / 전신풍습양증·206 / 모든 피부병, 부스럼이 가렵고 아플 때·206 / 혹이 피부에 생길 때·206 / 얼굴의 풍습양통·206 / 피부소양증, 풍습성신경통 및 각기병·207 / 피부가 가려울 때나 악성 부스럼·207 / 피부풍습소양과 국부의 가려움증·207 / 건성피부에 부스럼이 생길 때·208 / 땀띠·208 / 지양고·208 / 피부가 물고기 비늘이나 뱀 껍질처럼 될 때·208 / 소양증과 종기에서 진물이 날 때 208 / 피부풍진 및 피부소양증·208 / 마른버짐·209 / 무좀·209 / 딸기코·210 / 암내·210 / 다한증·211 / 두드러기·211 / 여드름·211 / 원형탈모증·212 / 기미·213

7. 이비인후과(耳鼻咽侯科) 214

외이도염·214 / 중이염·214 / 비염·215 / 인후염·216 / 편도선비대·216

8. 안과(眼科)와 치과(齒科) 217

결막염·217 / 야맹증·217 / 각막실질염·217 / 트라코마·218 / 맥립종·218 / 수포성 결막염·218 / 안검연염·219 / 각막연화증·219 / 충치·220 / 치근막염·220

9. 부인과(婦人科) 221

냉·221 / 대하·221 / 음문제질·222 / 불감증과 자궁병·222 / 불임증·223 / 월경·223 / 허약·224 / 잉태·224 / 젖·226

10. 소아과(小兒科) 228

소아마비·228 / 구내염·229 / 유행성 이하선염·229

제1장
건강식품의 약효

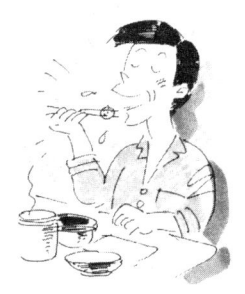

▶ 마늘의 광범위한 효과

마늘이라는 말을 들으면 많은 사람이 조건반사적으로 매운 냄새와 맛, 정력증가에 효과가 있다라고 하는 두 가지를 생각한다. 우리들이 마늘에 대해서 일반적으로 가지고 있는 이미지는 마늘을 먹은 사람과 만원 버스나 전철에서 함께 하기 곤란하다는 점이다. 그리고 자극적인 냄새에 대한 혐오감과 아울러 피로회복, 정력증강, 스테미나 증가 등 강장제로서의 약효에 대한 양면성을 동시에 느낀다. 마늘은 확실히 신체에 좋고, 정력도 증가하나 그 냄새가 좀 문제가 되는 것이다. 그러나 실은 그 냄새가 역시 효과의 지표이다. 다소 냄새가 과하긴 하지만 날마다 스테미나를 보충하기에는 결함이 없다.

특히 스테미나, 정력증강에 좋은 효과가 있다고 하는 것에 대해서는 그 이미지가 잘못 전달된 것이 적지 않다. 일반적으로 정력이나 스테미나를 유지·강화한다고 하는 효능이 결국 Sex의 그것을 의미한다고 하는 식으로 좁은 범위로만 생각하고 있다. 그 효력을 하체에만 직결된 것으로 오해하고 있는 사람이 많다.

그러나 그것은 틀린 생각이다. 마늘의 광범위한 효능 중의 극히 일부를 확대 강조하여 말하는 것에 불과하다. 마늘의 효능은 하체나 상체뿐만 아니라 더 나아가 온몸의 스테미나 강화(정력증강 효과는 기본이고)에 걸쳐 그 약효의 정도는 실로 광범위하여 '아! 마늘에 그런 효과까지 있는 줄은 미처 몰랐구나!' 라고 놀랄 정도로 이외의 효력이 많다.

이제까지의 마늘에 대한 상식, 즉 냄새와 스테미나 증강에 관한 극히 지엽적인 자료들은 대폭적으로 수정되어야 할 정도로 그 효과는 다기다양하다. 특히 질병의 치료에도 탁월한 효능을 발휘하는 등 만능에 가까운 마늘의 효과는 영역이 넓고, 깊이가 깊기만 하다.

마늘의 효과를 크게 세 가지로 살펴보면,
● 병든 신체를 건강하게 한다 ⇒ 치료 효과.
● 건강한 신체를 보다 건강하게 한다 ⇒ 건강 증진(체력 증진) 효과.
● 발병하기 어려운 신체를 만든다 ⇒ 예방효과.

이와 같은 세 가지 수준의 효과가 종합적으로 기대된다. 이것은 주로 마늘에 함유되어 있는 알린(알리신)이라 불리는 주성분이 인체에 약 60조 개에 이르는 세포를 활성화시키기 때문이다. 인체의 형성하는 기본 단위인 세포의 신진대사를 촉진시켜 활발한 작용에 의해 세포기능이 다시 젊어지게 되므로 온몸이 정상을 회복하여 건강하게 된다.

이 세포를 활성화하는 작용은 마늘이 가지고 있는 중요한 효능이므로 다음으로 미루고, 세포가 활성작용을 함으로써 마늘은 질병의 예방, 건강증진, 치료의 3가지 단계 모두에 효과를 나타내며, 그 효능의 영역은 넓고 더욱 깊이도 있다고 하는 것이다. 그 독특한 미각 효과도 잊을 수 없는 것이다.

마늘은 그 자체만을 조리해도 매우 맛있게 먹을 수 있기도 하지만, 여러 가지 요리의 조미료로도 널리 사용되고 있다. 불고기, 교자만두, 스파게티 등을 비롯하여 어패류나 채소류의 볶음이나, 스프, 찌게, 샐러드 드레싱에 이르기까지 다양한 요리의 맛을 제공하여 독특한 풍미를 제공한다. 만약 마늘이 없다면 틀림없이 핵심이 빠진 맛없는 요리가 될 것이다. 결국 약효뿐만 아니라 기호적인 가치도 매우 높으므로 약품, 식품으로 모두 우수한 효과를 발휘한다.

그 효력의 정도는 넓고 깊으며 그 위에 맛도 있다. 말하자면 맛있는 만능 약이 마늘이다. 이점에서 "양약은 입에 쓰다" 라는 일반 건강 식품(삼백초, 알로에, 고려인삼)에 대한 일반적인 이미지와는 분명히 다른 마늘 특유의 장점이 있다.

▶ **암에서부터 무좀까지의 놀라운 만능 효과**

마늘만큼이나 광범위한 약효가 부분적으로 밖에 알려져 있지 않은 것도 드물다. 우리들은 마늘의 효용에 대하여 거의 아무 것도 알지 못하고 있다고 해도 과언이 아니다. 마늘은 단순히 '정(精)제조' 식물이 아니라 암에서부터 충치에 이르기까지 매우 넓은 예방 치료 효과와 풍부한 약효 성분을 갖고 있다.

그 효능은 피로회복, 정력강화라는 강장작용은 기본적이고, 간장의 역할이나 기능을 높여 간염 등의 간장병을 예방한다. 감기(인플루엔자)를 예방하고 감기에 강한 신체로 만든다. 또 췌장 세포의 역할을 활발하게 하고, 인슐린의 분비를 촉진시키는 작용이 있으므로 포식병, 사치병이라고 불리는, 아이들에게까지도 널리 퍼져 있는 당뇨병을 뿌리뽑는데도 한 몫을 한다. 신진대사를 왕성하게 하며, 혈액의 순환이나 증혈 작용 촉진 등 혈액을 정화하고, 콜레스테롤을 저하시켜 혈관을 청소하는 작용도 있어서 동맥경화, 고혈압, 뇌졸중(뇌경색·뇌출혈), 심장병(협심증이나 심근경색) 등 '死의 최단거리' 라고 하는 공포의 병에도 큰 효과가 있다.

또한 여성 특유의 우울증상인 갱년기 장애에도 마늘은 뛰어난 효과를 발휘한다. 그리고 마늘은 젊어지는 비타민이라든가 세포강화 비타민 등으로 불리는 비타민 E 와 같은 역할을 하므로 세포 노화방지에도 절대적인 효과를 가지고 있다. 결국 언제까지나 나이를 먹지 않는 불로장생 효과도 마늘에서는 기대할 수 있다. 진통효과나 살균효과도 우수하다.

그리고 마늘에 피부미용 효과까지 있다고 하면 많은 사람들은 놀랄 것이다. 인류의 적인 암에도 효과가 있다. 마늘에는 '게르마늄' 이라는 미네랄이 함유되어 있으나 이 게르마늄은 제암 작용과 동시에 연명(延命)효과도 있어 암세포의 증식을 정지시키는 역할을 한다.

마늘만으로 암 치료는 힘들지만, 암에 대한 저항력을 높이고 암에 강한 체질을 만드는 효과는 충분하다. 아무튼 예방효과나 연명효과는 상당히 높다. 마늘을 많이 먹고 있는 한국이나 중국 등 아시아 사람의 암 발생률은 비교적 적다는 보고가 있을 정도이다.

▶ **효능 별로 본 마늘의 만능 효과**

● 신진 대사 촉진 : 피로 회복, 정력 증강, 스테미나, 강장, 체질 개선, 노화 방지, 갱년기 장애, 간장기능 강화, 호르몬 분비 촉진, 불임증, 최유 효과, 태아의 발육 촉진, 유아의 성장 촉진, 체중 증가 등.

● 이상(異常)대사의 개선·정상화 : 당뇨병, 신경통, 결핵, 위궤양, 고혈압, 항암 작용, 간염, 간장 장애, 충치, 동맥 경화(콜레스테롤 저하), 화농성 질환 등.

● 혈액 순환 촉진 : 치질, 증혈 작용, 미용(팩) 효과.
● 신경 안정 작용 : 신경 안정, 불면증, 수면 부족, 식용 부진, 위통, 변비, 설사, 진통 등.
● 기생충 구제·체내 세포 정상화 : 기생충, 무좀, 완선, 백선(버짐), 정장 작용, 식중독 예방 등.
● 바이러스 감염 예방 : 인플루엔자.
● 종합적 효과 : 항상성(Hemeostasis)의 유지력 높임.

▶ **외용약으로도 발균의 효능이 있다**

마늘의 광범위한 효능을 무작위로 소개하면, 마늘은 위의 점막 세포를 자극하여 위액의 분비를 활발히 하는 작용이 있으므로 위의 통증을 완화시켜 위궤양의 예방 및 치료에 효과를 발휘한다(다만 섭취 량이 지나치지 않도록 주의). 또 간세포를 자극해서 간장의 알콜 소화 및 배출능력을 높이기 때문에 숙취방지에 큰 효과가 있다.

접대나 교제 술의 기회가 많은 사람은 미리 마늘을 먹어두면 술을 다소 과하게 마셔도 이튿날 매우 상쾌할 것이다. 마늘 중에 함유된 중요한 성분—알리신을 10만 배 정도로 희석한 농도에서도 이질균이나 콜레라균, 지프스균 등을 살균할 수 있는 강한 살균력이 있다. 마늘이 감기나 식중독의 예방에 효과가 있는 것은 그 때문이다.

이 살균작용에서 특별한 것은 결핵균에 대한 효과로서 스트렙트마이신(Hydrazide) 등의 특효약이 아직 발견되기 전, 결핵이 불치병이었던 옛날에는 마늘이 그 유일의 치료약으로 결핵 환자에게 날마다 대량으로 급여될 정도였다. 이것은 마늘이 항생물질 대용으로 사용될 수 있을 정도로 강력한 살균 작용을 가지고 있기 때문이다.

이 외에 변비나 설사, 정장 작용, 회충 등의 기생충 구제 또는 호르몬의 생성능력이나 분비를 향상시킴으로써 여성에 있어서는 임신 율을 높게 하고, 모유의 분비를 좋게 하며, 남성에 있어서는 정액의 제조 능력을 높이고 정자의 활동을 활발히 하는 역할도 한다. 특히 놀라운 사실은 생리가 종료된(肺經)여성이 마늘을 계속해서 먹고 나서 다시 생리가 시작했다는 실 예가 수 없이 있다는 점이다.

거시적으로 말하면 마늘의 효능은 이와 같은 육체적 효능에만 그치지 않는다. 알린이 신경세포를 자극, 활성화하므로 정신의 역할을 조절하여 균형 있게 유지하는 정신 안정적 기능을 가진다. 신경성 위통이나 변비, 설사, 불면증 등 정신적 측면의 질환에서도 효과가 있다. 산산이 흐트러진 신경을 진정시키고, 나아가 깊이 있는 정신활동을 활발히 하는 성질이 있으니 그것은 현대병의 전형적인 원인인 스트레스의 해소에 이용되고 있다.

마늘을 복용하여 얻는 약효와 외용약으로서의 효능의 영역도 넓고 깊다. 따라서 신경통, 요통, 견비통 등에는 다진 마늘의 습포나 마늘 뜸 또는 마늘목욕이 좋고 이미 밝힌 대로 살균작용에 의해 무좀이나 습진 등도 치료된다.

또 마늘 즙을 거즈나 탈지면에 적셔서 환부에 직접 붙이거나 삽입하면 치질이나 충치의 증상을 경감시킬 수 있다. 이와 같은 진통, 살균효과 외에도 마늘목욕이나 마늘 팩으로 피부의 병(아토피성 피부염 등)을 다스리고, 거친 피부를 촉촉하고 윤기 있는 아름다운 피부로 만드는 미용 효과도 뛰어나므로 마늘은 여성의 필수 식품이기도 하다.

따라서 외용·내용 어디에나 다양한 약효를 발휘하는 마늘과 같은 식품은 찾아보기 힘들다.

▶ 마늘은 몸에 좋은 민간 만능 약

독자들은 의외로 마늘의 폭넓은 효능에 놀라게 될 것이다. 앞에서 마늘의 약효는 스태미너나 정력 증강 효과뿐만 아니라 암에서부터 충치·무좀까지 광범위한 효력을 가진 만능 약이라고 말한 의미가 그것이다. 건강을 유지하고 증진하는 효과, 즉 암에서부터 감기까지 다양하고도 많은 병을 예방·치료하는 효과를 비롯하여 불로 효과·미용 효과·정신 효과·해독 효과(살균)가 있는가 하면, 체온이나 혈압 등의 생리기능을 일정하게 하는 항상성(恒常性) 유지 역할, 즉 안정시키는 힘도 있으므로 온몸을 정상적인 상태로 균형 있게 유지하는 종합적 효과도 가지고 있다.

참으로 마늘은 건강의 엑기스라고 해도 과언은 아니다. 마늘의 만능효과를 간혹 의심하는 사람도 있을지 모르나 지금까지 기술한 효과에 대해서는 많은 것들이 전문가의 연구 실험 결과나 임상 사례로 정리 증명된 것이다.

이것들은 모두가 성분 분석이나 동물 실험에 의해 의학적, 과학적으로 증명된 것이므로 실제 일반인들로부터도 많은 증상이나 질병이 눈에 띄게 잘 치료되었다는 치료 사례도 보고되어 있다. 그리스의 히포크라테스는 이미 마늘 즙이 충치의 통증을 제거하며,

맹수에 물리거나 기생충에 대한 구제, 뇌(腦)에 관련된 질병 등의 개선에 효과가 있다는 것을 그의 저서에 기술하고 있다.

또, 고대인도나 중국의 문헌을 살펴봐도 마늘이 감기, 간질, 천식, 식욕 부진, 위궤양, 위장병, 류머티스, 치질, 신경 피로, 호흡기 질환, 피부병, 외상, 기생충, 노화 방지 등에 효과가 있으며, 정장, 소화, 이뇨 작용 등을 촉진한다는 기록이 분명히 나타나 있다.

스태미너 증강, 정력 증강뿐만 아니라 다른 많은 약효에 대해서도 예부터 인식되어 왔으므로 마늘은 오래된 새로운 약효를 가지고 있다고 말할 수 있다.

한방약 등에 비하면 값도 훨씬 싼 마늘은 우리 손에 쉽게 넣을 수 있는 반면, 일부의 잘못된 속설―위가 나빠진다거나 혈압이 올라가고, 가슴앓이를 한다는 등에 휘말리기도 하여 혼란스럽기도 하다. 이런 잘못된 부분은 과감히 수정하여 마늘의 올바른 속성과 광범위한 약효, 기호적 가치를 알아야 한다.

▶ 양파와 미역 스프

　양파와 미역을 끓인 스프는 유방암의 증식을 억제하고 예방에도 큰 효과가 있을 뿐더러 당뇨병, 고혈압, 무좀, 비만을 개선하는 데도 큰 효과를 나타낸다. 그리고 변비를 없애고 눈의 피로도 덜어주고 탈모현상도 개선시키며 냉증에 의해 손발이 차거나 저혈압도 개선된다. 그렇다면 왜 미역과 양파를 함께 끓인 스프가 이와 같은 효과를 나타내는 것일까?

　요즘 해마다 급증하고 있는 여성들의 유방암은 미국의 경우 여성 8명에 1명 꼴이라는 통계가 나와 있으며, 우리나라도 예외는 아니다. 우리들은 식생활의 서양화와 더불어 그렇지 않은가 하는데 앞으로도 더욱 불어갈 것이라는 것은 틀림없는 사실이다. 최근 들어 의학계에서는 유선(乳腺)과 갑상선(甲狀腺)의 관계에 대하여 크게 주목을 하고 있는데 이것은 옛부터 갑상선에 질병이 있으면 유방암에 걸리기 쉽다는 의학계의 한결같은 이론 때문인데 갑상선 질환은 해조류에 많은 요오드성분과 큰 관계가 있다. 요오드란 갑상선이 분비하는 호르몬을 만드는데 필요한 성분인데 이것이 모자라면 갑상선 질환이 생긴다는 것이 밝혀져 있다. 동물 실험에 의하여 밝혀진 바로는 우선 실험쥐에 인공적으로 유방암 세포를 이식시킨 다음 이것을 3그룹으로 나누어 먹이를 바꾸어 암의 증식율을 관찰했다. 3그룹은

　① 보통먹이만 먹인 그룹
　② 요오드를 먹이에 섞어 먹인 그룹
　③ ②의 그룹보다 다소 많은 요오드를 섞어 먹인 그룹

으로 나누어 각 그룹의 암 증식율을 비교해 보았다. 그 결과 ②③

과 같이 요오드를 섞어 먹인 그룹에서는 증식율이 현저히 줄었다. 다음에는 요오드를 포함하는 식품으로 실험했는데 해조류 중에서 요오드가 가장 많은 미역을 실험했다. 그 실험내용은 앞에서 말한 요오드와 같이 ① 보통먹이만 먹인 그룹, ② 1%의 미역가루를 섞어 먹인 그룹, ③ 5%의 미역분말을 섞어 먹인 그룹으로 나누어 실험한 결과 ③그룹은 거의 증식을 하지 않았으며, ②그룹도 더 증식하지 않고 그대로 있었다. 이것은 요오드에는 한 번 생긴 암세포를 죽이는 작용이 있다는 것을 말한다.

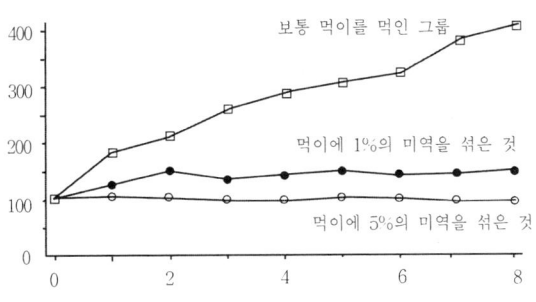

미역, 양파 스프가 암세포의 증식을 막았다

〈먹이를 먹인 뒤의 암 증식률〉

위 그래프는 실험쥐에 생긴 암의 크기를 100으로 한 것에 대해 암세포 증식의 변화를 관찰한 것이다.

①그룹이 4배나 커졌으며 ③그룹은 변화가 거의 없었다. 또 ②그룹은 ③그룹보다는 적지만 역시 큰 변화가 있었다.

미역을 많이 먹으면 먹을수록 혈액 속의 요오드의 양은 많아진다. 따라서 미역에 있는 요오드는 혈액 속에 흡수되면 암 조직까지 이르러 암세포가 힘을 못쓰게 하는 효과가 있다. 또 미역에 들어있는 요오드에는 유방암을 예방하는 효과도 있다는 것이 동물 실험에서 밝혀졌다. 그렇다면 암세포의 증식을 막으려면 미역을 하루에 어느 정도를 먹어야 하는가? 말린 미역 30g을 하루만 물에 담갔다가 그 물을 마시면 된다. 미역의 성분은 쉽게 물에 녹아 나기 때문에 그 섭취가 용이하다.

또한 예방이 목적이라면 이보다 양을 줄여도 되므로 기타 무침이나 국을 끓여 먹어도 된다. 미역에 있는 요오드는 열에 강하므로 열을 가해도 성분은 변하지 않는다.

한편 양파에는 황화(黃化) 아릴이라는 성분이 들어있어서 악성 콜레스테롤을 줄여서 혈액의 흐름을 좋게 하며 철분이나 칼슘 같은 미네랄과 비타민 B_1, B_2, C가 들어있으므로 각종 현대병, 즉 생활 습관병의 예방뿐만 아니라 온몸의 상태를 조정해준다.

고대 이집트에서 피라미트 건설 작업 때 노동자들에게 양파 스프를 먹였다는 말이 있을 정도로 양파 스프는 영양뿐만 아니라 여러 가지 질환을 막는 효과가 있다는 것을 경험적으로 알고 있었던 것이다. 현대인들에게 날로 늘어난 당뇨병이나 고혈압의 개선에도 크게 도움이 될 것이며 여기에 미역을 더함으로서 더욱 많은 효과를 얻을 수 있다.

양파가 우리나라에 보급된 역사는 그다지 멀지는 않지만 요즘은 각종 요리에 광범위하게 이용되고 있다. 양파에 들어 있는 유효 성분은 매우 다양해서 위에서 말한 성분 외에도 양파처럼 식이섬유가 많은 식품에는 우론산이라는 성분이 들어있다. 우론산은 오래 동안 열을 가하면 DHCP라는 물질로 바뀌는데 이 DHCP에는 강력한 항암작용이 있으며 이것은 오래 동안 열을 가하면 가할수록 이 작용도 강해진다. DHCP를 동물실험으로 조사해 본바 유방암에 걸린 뒤의 생존율은 2.6배, 간장암에 걸린 뒤의 생존율은 5배나 되었다는 미국식품의약국의 보고가 있었다. 또 이 DHCP에는 살균 효과도 있어서 감기 예방이나, 요즘 말썽을 일으키고 있는 0-157 예방에도 효과가 있다는 것을 밝혀냈다.

이와 같은 2가지 성분을 섭취할 수 있는 미역, 양파 스프 만드는 방법은 매우 간단해서 누구나 쉽게 만들 수 있다.

● 재료(4인분)
 · 양파 중간 것; 1개.
 · 말린 미역; 10g, 생 미역이면 100g.
 · 물; 1~1.5ℓ.

● 조제법
① 양파를 껍질 채 송송 썬다.
② 미역은 물에 담갔다가 건져내서 먹기 좋게 썬다.
③ 이것을 유리 냄비에 넣고 물을 부은 다음 강한 불로 15분쯤 끓인 후 불을 약하게 하여 30분쯤 더 끓인다. 이때 시간이 없으면 시간을 반으로 줄여도 DHCP는 생겨난다.
④ 끓었으면 불을 끄고 5분쯤 그대로 둔다.
⑤ 이것을 하루에 1공기(약 200㎖)씩 식전이나 식사 때 먹으면

되는데 이때는 건더기도 함께 먹도록 한다.

⑥ 다만 이 미역, 양파 스프는 갑상선의 기능이 너무 활발해서 갑상선 호르몬이 지나치게 분비되어 생기는 병, 즉 바세드병이 있는 사람은 피하는 것이 좋으며 냉장고에서 3일 이상을 보관해서는 안 된다.

▶ 식초바나나의 약효

1년 내내 어디서나 구할 수 있는 바나나! 게다가 별다른 칼도 쓰지 않고 손으로 껍질만 벗기면 그대로 먹을 수 있는 바나나가 영양 면으로나 효과 면에 뛰어난 약효를 나타내는 식품이다. 그 주요한 영양소만 보더라도 소화가 잘 되고 에너지로 바뀌기 쉬운 당질(糖質)과 혈압을 내리는 효과가 있는 칼슘, 신경을 안정시키는 마그네슘 등을 많이 포함하고 있다.

이상과 같이 영양소가 많은 바나나와, 소화를 촉진하고 혈액을 맑게 하며 비만을 막아주는 효과가 있는 식초를 함께 먹는 식초바나나는 생활 습관 병, 즉 성인병 예방의 특효 식이라고 말할 수 있다. 그러면 먼저 식초바나나에서 얻을 수 있는 대표적인 효과를 들어보기로 한다.

① 혈압을 내린다

혈압이 오르는 원인의 하나에 소금의 과잉섭취가 있다. 소금의 성분인 나트륨은 체액의 균형을 취하거나 수분 조정, 근육의 작용 등에 관여하는 중요한 미네랄이다. 그러나 나트륨을 지나치게 섭취하는 사람에게 고혈압이 많다는 보고가 줄을 잇는다.

이 나트륨의 증가를 막는 가장 좋은 방법은 칼륨을 많이 섭취해야 한다. 칼륨도 역시 미네랄의 일종인데 나트륨의 배설을 촉진하여 혈압을 내리는 작용이 있는 것이다. 칼륨은 야채나 과일, 해조류 등에 들어 있으나 바나나에 특히 많다.

바나나라면 성인의 1일 필요량인 칼륨 양을 하루에 1개면 보충할 수 있다. 또 바나나에 많이 들어 있는 마그네슘에도 혈관을 넓혀서 혈압을 내리는 작용이 있기 때문에 혈압을 안정시키기 위해서는 이상적인 식품이다. 그리고 식초바나나라면 바나나뿐만 아니라 식초의 효과도 놓칠 수 없다. 식초는 혈액 속의 백혈구나 혈소판이 혈관 벽에 엉겨붙거나 굳어지는 것을 막아준다. 그러므로 혈액이 맑아 그 흐름이 원활해져서 혈압이 내린다.

② 혈당치(血糖値)를 안정시킨다

바나나에 들어 있는 당(糖)에는 포도당과 고당(果糖), 서당(庶糖) 이라는 서로 다른 3가지가 있다. 포도당은 단당류(單糖類)의 일종으로서 당 중에서도 가장 빨리 체내에 흡수되는데다 에너지로 바꾸는 시간이 빠른 것이 특징이다. 과당도 단당류의 일종이며 포도당 다음으로 빨리 에너지로 바꾼다. 그리고 서당은 포도당과 과당이 합친 이당류(二糖類)로서 몸 속에서 천천히 분해되어 포도당과 과당으로 바뀌어 대사된다.

즉 이와 같은 3가지 당이 차례로 끊임없이 에너지로 바뀌기 때문에 바나나를 먹으면 적당한 혈당치를 오래 동안 유지할 수 있다. 그래서 당을 제대로 대사하지 못하는 사람이라도 바나나라면 안심하고 먹을 수 있다. 여기에다 식초를 섞으면 바나나에 들어 있는 비타민 B_1과 식초에 들어있는 초산(醋酸)에 의한 상승 효과로 포도당의 대사가 더욱 활발하게 된다. 이와 같은 효과가 있는 식초바나나를 먹으면 혈액 속에 포도당이 쌓이지 않고 혈당치를 안정시킬 수 있다.

③ 고(高)콜레스테롤을 없앤다

바나나에 많이 들어 있는 식이섬유는 소화가 잘 안 되는 성질이 있다. 그래서 대부분이 흡수되지 않고 장을 지나 대변으로 배설된다. 이 과정에서 식이섬유는 위나 장 속에 있는 남아도는 콜레스테롤을 빨아들여 몸밖으로 배출해준다. 그러므로 바나나를 먹으면 콜레스테롤이 많은 것을 먹더라도 몸 안에 흡수되지 않는다. 그리고 식초에도 혈액 속 콜레스테롤을 에너지로 바꿔서 콜레스테롤 수치를 내리는 효과가 있다. 고혈압이나 당뇨병, 고(高)콜레스테롤은 뇌졸중이나 심장병 같은 여러 가지 증상을 일으키는 요인이 되는 것들이다.

 식초바나나는 이러한 요인을 없애는데 도움이 될 뿐만 아니라 비만을 걱정할 것 없고 위장의 활성화나 스트레스 해소에도 효과가 있다. 그리고 바나나 1개의 영양소를 다른 식품과 비교하면 다음과 같다. 이 비교에서 다른 식품으로 바나나 1개 분의 영양소를 섭취하려면 얼마나 많은 것을 먹어야 하는지를 알 수 있다.

 ● 마그네슘(콩에 많은 영양소인데 정신 안정에 효과가 있다.) : 바나나 1개 분의 마그네슘을 콩으로 섭취하려면 30g을 먹어야 한다.
 ● 비타민 B₆ (간장기능강화와 지방대사 활성화) : 이 영양소를 바나나 1개를 먹는 대신 돼지고기를 먹으려면 80g을 먹어야 한다.
 ● 아연(亞鉛: 생식능력을 높이고 자율신경을 조정한다.) : 바나나 1개에 들어있는 이 영양소를 귤로 대신 먹으려면 4개(약 37g)를 먹어야 한다.
 ● 칼륨(몸 속의 염분을 없애고 혈압을 내린다.) : 바나나 1개에

들어 있는 아연을 사과로 섭취하려면 1개 반(약 48g)을 먹어야 한다.

● 식이섬유(변비를 예방하고 지방이나 콜레스테롤을 몸밖으로 배출한다.) : 바나나 1개에 들어 있는 식이섬유를 상추나 배추로 대신 섭취하려면 작은 것 1포기(약200g)를 먹어야 한다.

그리고 바나나는 영양가는 위와 같이 매우 높지만 칼로리는 낮다. 그래서 바나나를 많이 먹어도 비만에는 걱정이 없다. 바나나 1개의 칼로리는 87kcal이며 밥 1공기는 178kcal, 마가린을 바른 빵 1조각은 174kcal, 생과자 1개는 265kcal임을 비교할 때 바나나의 칼로리가 얼마나 적은가를 알 수 있다.

식초 바나나는 면역력을 높인다. 바이러스나 돌연변이한 세포처럼 원래 몸 속에는 없던 것을 배척하려는 능력을 면역력이라고 하는데 이것은 혈액 속의 백혈구에 의한다. 이를테면 발암성 물질이 몸 속으로 들어가서 세포를 상하게 하면 백혈구는 TNF, 즉 종양을 죽이는 인자를 분비하여 공격한다. 이와 같은 백혈구의 수를 늘리고 질을 높이는 효과를 바나나가 가지고 있다. 이것은 동물실험에서 이미 밝혀진 사실이다.

바나나에 있는 어떤 성분이 이와 같은 효과를 나타내는지는 아직 밝혀지지 않았지만 바나나에 있는 특별한 다당류 때문이 아닌가 한다. 남미(南美)에 있는 에콰도르공화국은 바나나 주산지로도 유명한데 이 나라는 산악 지대가 많아서 상하수도 설비가 아직 되지 않은 마을이 많은 곳이어서 위생 문제로 이질 같은 수인성 감염증의 발생율이 높은 곳이다.

그러나 이 나라 사람들은 바나나를 주식으로 하여 여러 가지 조리법도 개발하고 있다. 그 때문에 지리적으로 불리한 환경에 있으면서도 그 나라 사람들은 건강을 유지하고 있는 것이 아닌가 한다. 여기서 식초바나나 만드는 방법을 소개하기로 한다.

● 재료(1인 3일 분)
 · 바나나 큰 것 : 6개(약600g).
 · 식초(양조 식초) : 약500㎖.
 · 레몬 썬 것 : 5조각.
 · 밀폐 용기 : 1200㎖들이.

● 조제법
 ① 레몬은 썰기 전에 물로 씻어 5㎜ 두께로 5조각을 썬다.
 ② 바나나는 껍질을 벗겨 2㎜ 두께로 둥굴게 썬다. 이것을 밀폐 용기에 넣는다.
 ③ 바나나가 산화되지 않도록 곧 식초를 붓는데 이때 바나나가 잠길 정도로 붓는다.
 ④ 바나나가 떠오르지 않도록 겉에 레몬 썬 것을 올려놓는다.
 ⑤ 뚜껑을 단단하게 닫는다. 이때 식초를 싫어하는 사람은 여기에 벌꿀 1큰술을 타면 신맛이 덜해진다. 또 요구르트를 타도 된다.

이것을 아침, 저녁 식사 전에 식초와 함께 먹는데 한 번에 바나나 10조각은 먹어야 한다. 그리고 다 먹고 난 다음 식초가 남게 되면 식초 2큰술을 10배의 물에 타서 먹도록 한다.

식초바나나는 3일 분 이상을 만들어 놓지 않도록 해야 한다. 비록 식초에 살균력이 있다 해도 껍질을 벗긴 바나나는 냉장고에 보관해도 오래 두면 변질된다. 그런데 이 식초바나나는 남녀노소를 불문하고 누구나 먹을 수 있지만 위궤양이나 위장이 약한 사람은 식초가 위에 자극을 주므로 식초는 먹지 말고 바나나만 먹어야 한다. 그리고 드물기는 하지만 바나나 알레르기인 사람에게는 이 식초바나나가 맞지 않는다.

바나나를 고를 때는 어떤 것이나 관계가 없지만 검은 반점이 생긴 것이 맛도 좋고 약효가 강하다. 식초는 쌀 식초가 좋지만 감식초나 사과식초 등은 바나나와는 서로 상생되므로 어떤 것을 써도 된다.

▶ 참깨는 먹는 약물

한 알의 작은 참깨에는 여러 가지 질병을 개선하거나 예방하고 젊음을 유지하며 노화나 각종 현대병을 막아주는 훌륭한 성분이 듬뿍 들어있다. 그래서 참깨는 장수식이라든가 먹는 환약이라 불리며 옛날부터 우리들의 식생활에서 널리 이용되어 왔다.

고대이집트나 메소포타미아, 인더스, 황하라고 하면 세계의 4대 문명의 발상지로 유명한데 이 지역들에서는 이미 기원전부터 깨가 널리 쓰여지고 있었다. 또 고대 그리스에서 탄생한 올림픽은 원래 참깨를 많이 먹도록 장려하기 위해 열리기 시작되었다는 설도 있다. 사실 당시의 올림픽에 출전하는 선수나 용감하기로 이름난 스파르타의 전사들은 격렬한 경기나 전투를 이겨내기 위해 모두 이 참깨를 스테미너 원으로 삼았다고 한다.

우리들이 식생활에 참깨를 이용한 역사도 매우 오래되었지만 특히 사찰 승려들의 정진요리(精進料理)는 그 대표적이다. 고기를 일체 쓰지 않는 불가(佛家)의 정진요리는 그 대신 단백원(蛋白源)으로서 깨나 콩을 사용했던 것이다. 참깨 20g에는 살코기 100g에 해당하는 영양소가 들어있는데 승려들 중에 고령자가 많은 것도 역시 날마다 이와 같은 깨나 콩을 적극적으로 섭취한 것과 관계가 있지 않은가 한다.

요즘 들어 참깨에 과학의 메스가 가해짐에 따라 그 놀라운 효과가 새삼스럽게 주목을 받고 있다. UN의 WHO(세계보건기구)나 FAO(UN식량사업기구)에서도 최근에 이 참깨의 영양가와 효용에 주목하여 FAO에서는 이미 참깨를 식생활에 적극적으로 활용하도록 세계의 참깨 생산 증가를 향해서 활동을 시작하고 있다.

참깨의 주성분은 유지(油脂)와 단백질인데 이것들은 모두 탄수화물과 함께 3대 영양소로서 우리들의 건강 유지를 위해 없어서는 안 될 중요한 영양소이다. 참깨에 들어 있는 유지는 그 대부분이 리놀산을 비롯한 불포화지방산으로 몸 안에서 만들어지지 않는다. 참깨 한 알에는 리놀산이 약 50%나 들어있다. 리놀산은 혈액 속이나 혈관 벽에 엉겨붙은 콜레스테롤을 제거하는 매우 중요한 작용을 한다.

참깨를 먹음으로써 혈액이 정화되어 혈관을 정상상태로 유지할 수 있다. 그 결과 고지혈증이나 고혈압, 뇌졸중, 동맥경화, 비만증, 심근경색 같은 심장 질환을 개선 예방할 수 있다.

모든 생물의 노화는 혈관에서부터 시작된다고 하는데 참깨야말로 노화나 현대병을 예방해주는 보약이라고 말할 수 있다.

단백질은 원기의 근원으로서 인간의 에너지 원이 된다. 이 단백질은 아미노산으로 되어 있는데 참깨의 성분 가운데 20%는 단백질이며 인체에서는 생성되지 않으므로 음식물에 의해서만 섭취해야 할 이른 바 필수 아미노산이 무려 8가지나 들어있다. 게다가 매우 좋은 품질인 것이 특징이다. 특히 주목해야 할 것은 참깨에 들어 있는 메치오닌과 트립트판이라는 필수아미노산이다. 인간이 음식물로부터 섭취한 영양소는 모두 간장으로 보내지는 것인데 간장의 기능을 정상으로 유지하기 위해서는 아무래도 몸 안에서는 만들어지지 않는 메치오닌이 필요하기 때문이다.

메치오닌은 밭의 고기로 불리는 콩에도 들어있지만, 참깨에는 콩보다 2.5배나 되는 양이 들어있다. 따라서 참깨를 섭취하는 것은 간장의 기능을 높여주고 간장 병의 개선이나 예방, 숙취 예방, 미용이나 정력 증강에 도움이 될 뿐만 아니라 몸 속에서 물질의 합성과 분해를 해주는 대사를 활발하게 하여 젊어지는 효과를 가져온다.

그리고 참깨의 성분 중 1%를 차지하는 리그넌이라는 배당류(配糖類)는 간장기능을 조사할 때 쓰여지는 GOT나 GPT라는 수치를 개선한다는 실험결과도 보고되어 있다. 따라서 술 마시기에 앞서 참깨를 씹어먹으면 숙취나 악취를 미리 예방할 수 있다. 또 참깨에는 콩의 배나 되는 트립트판이 들어있는데 이 성분은 피부를 곱게 하고 모발에 윤기를 주며 정신을 안정시키는 작용을 한다. 그래서 흰머리나 두발이 듬성거리는 것을 개선해주고 또 예방에 도움이 된다. 동시에 불안이나 초조, 갱년기 장애로 생기는 정서 불안에도 효과가 있다.

트립트판이 모자라게 되면 각종 피부병이나 위장병, 구내염(口內炎) 등의 원인이 되는데 참깨를 섭취하면 이와 같은 증상의 예방 개선에 도움이 된다. 그리고 알기닌이라는 아미노산은 세포 분열에 의한 증식이나 기관의 형성에 없어서는 안될 성분인데 아이들이나 젊은이들이 성장해 가는 과정에서 꼭 필요한 성분이다.

위와 같은 유지나 단백질에 이어 참깨에 많이 들어있는 것이 미네랄이다. 참깨에는 식물성 식품 중에서도 가장 많은 칼슘이 들어있다.

작은 생선이나 해조류에도 많은 칼슘이 들어있다는 것은 누구나 다 잘 아는 일이다. 참깨에는 이것들에 이어 많은 칼슘이 들어있는데 그 양은 100g 중 1200mg이나 들어 있다. 이것은 식물성 식품 중에서 가장 많은 양이며 치즈의 2배, 우유의 11배가 된다.

칼슘은 혈액을 정상으로 유지하기 위해서 필요한데 혈액이 비정상일 때는 뼈마디에서 칼슘이 녹아 나와 뼈가 푸석푸석 해지는 골다공증이 생긴다. 끄떡하면 골절을 하게 되고, 자칫 걷지도 앉지도 못하는 상태가 되는 수도 있다. 참깨는 뼈를 튼튼하게 하여 골다공증을 예방해줌과 동시에 칼슘 부족에 의해 걸핏하면 화를 낸다든가 행동이 포악해지는 정신 불안정을 해소시키는 매우 유효한 작용을 해준다.

칼슘과 더불어 참깨에는 또 콩의 2.5배, 현미의 3배나 되는 마그네슘이 들어있다. 마그네슘은 근육의 발달에 없어서는 안 되는 성분으로서 근육의 흥분을 진정시킴과 동시에 신경의 흥분을 진정시키는 작용을 하기 때문에 여성들의 생리통 완화에도 도움이 된다.

비타민으로는 티아민(비타민 B_1), 리보플라민(비타민 B_2), 나이아신, 비타민 E 등이 들어 있는데 특히 티아민은 모든 씨앗 중에서 가장 함유량이 많다. 이 성분은 몸의 대사를 원활히 하여 각기(脚氣), 각막염, 신경염 등의 증상을 개선 예방해준다. 또 리보플라민은 아미노산이나 지질의 대사에 필요한 비타민으로서 비만 해소에 도움이 된다. 비타민 E는 몸을 젊게 하는 비타민으로서 노화방지에 효과가 있으며 신진대사를 촉진하여 모세혈관의 혈행을 좋게 하여 호르몬분비를 정상화시킨다. 그리고 냉증이나 요통, 자율신경 실조증 등의 갱년기 장애를 개선시킨다.

중국 역사에 등장하는 양귀비(楊貴妃)나 서태후(西太后), 고대이집트의 클레오파트라 등은 세계의 미인으로 알려져 있는데 그녀들은 모두 참깨를 적극적으로 먹어 그 아름다움을 오래도록 간직했다는 것이다. 비타민 E나 나이아신에는 모발을 검게 하고 피부를 곱게 하는 미용효과가 있다. 흰머리, 빠지는 머리카락, 잡티, 피부염, 비만을 개선하는 작용이 있다.

그런데 최근 과산화지질(過酸化脂質)이라는 말을 많이 듣는다. 물질이 산소와 결합하여 화학반응을 일으키는 것을 산화라고 하는데 이 같은 현상은 우리 몸 속에서도 생긴다. 이를테면 노화현상의 지표가 되는 노인성 황갈색반 색소(노인반)는 과산화지질과 변성(變性) 단백질의 결합으로 생긴 것이다. 이것은 지방의 산화에 의하여 생긴 과산화지질의 증가로 생긴다. 뿐만 아니라 과산화지질의 증가는 암을 비롯한 각종 현대병의 원인이 되기도 한다. 그런데 참깨에는 세아민이나 세사몰 같은 산화를 방지하여 노화를 막는 7가지 항(抗)산화물질이 들어있다.

기원전 3천년 이집트에서는 미이라를 만들 때 마무리로 참기름을 발라 산화를 막았다는 기록이 있는데 모두 이와 같은 효과를 경험적으로 알고 있었던 것이다. 이밖에도 참깨에는 변비를 해소하고 대장암을 예방하는 식이섬유나 빈혈을 개선하는 철분, 생식세포의 육성에 필요한 아연 등 수많은 유효성분이 골고루 들어있다. 또 희소 원소인 셀렌이 참깨에는 특히 많아서 세포의 산소와 결합하여 세포를 젊게 해준다.

여기서 검정깨를 이용한 몇 가지 조리법을 소개하겠으니 건강보조식품으로 널리 이용했으면 한다.

● 참깨 죽

이것은 간장 병이나 숙취, 정력 감퇴에 특별한 효과를 나타낸다. 참깨에 들어 있는 양질의 식물성 기름은 흡수가 매우 잘 되며 이

것이 몸 속으로 들어가면 리파제라는 소화를 촉진하는 소화 효소로 분해되어 그대로 에너지가 된다. 참깨죽을 먹음으로써 즉효성을 높인 것이다.

터키의 오스만제국시대부터 이 나라 국기인 레스링 시합에 앞서 선수들은 모두 이 참깨 밀을 먹었다고 한다. 또 마라톤으로 유명한 에디오피아의 아베베 선수의 경이적인 그 스테미너도 사실 달리기 전에 참깨 밀을 먹었던 것이다. 이 모두는 놀라운 예이다.

그리고 정력 증강에도 안성맞춤이며 참깨에는 리그난이라는 배당체가 들어 있어서 이것이 간 기능을 강하게 하고, 알코올이 간장에 주는 해를 막아준다. GOT나 GPT 같은 간 기능 검사에 사용되는 수치가 개선된다는 것이 의학적으로도 이미 밝혀지고 있다. 술을 마시기 전에 먹으면 불쾌하기 그지없는 숙취도 예방된다.

○ **재료**
- 검정깨 : ½컵.
- 벌꿀 : 1작은술.
- 갈문분 : 1작은술.
- 뜨거운 물이나 우유 : ½컵.
- 레몬즙 : 약간.

○ **조제법**
① 검정깨는 후라이팬에 볶아서 절구로 잘 빻는다.
② 빻은 깨와 벌꿀, 갈문분을 공기에 넣고 여기에 뜨거운 물이나 따뜻한 우유를 타서 잘 젓는다. 이 때 갈문분을 넣어 걸죽하게

만듬으로서 참깨에 들어 있는 기름과 물과의 분리나, 참깨 가루가 가라앉는 것을 막을 수 있다.
③ 여기에 레몬 즙을 넣어 날마다 1공기씩 먹는다.

● 참깨 반죽

이것은 동맥경화나 각종 피부병, 각막염 등에 효과가 있다. 참깨의 성분은 대부분은 기름인데 불포화 지방산이다. 이 가운데서도 기름 전체의 반을 차지한 불포화 지방산인 리놀산에는 혈액 속의 콜레스테롤을 없애는 작용이 있고 혈액을 맑게 해준다.

불포화 지방산은 인간의 몸 속에서는 만들어지지 않는 것이 대부분이므로 참깨를 먹으면 동맥경화를 막을 수 있다. 또 단백질은 주요한 20여 가지의 아미노산으로 되어 있는데 참깨에는 18가지나 되는 아미노산이 들어있다. 참깨를 갈아서 반죽하여 빵에 바르거나 무침 요리에 함께 쓰면 된다. 또 각종 육류나 생선요리의 옷으로 쓰면 고소한 맛도 더하여 식욕도 증진된다.

○ 재료
· 검정깨 : 20~30g.
· 다시마나 미역, 멸치 삶은 물 : 100㎖.
· 갈분 : 1작은술.

○ 조제법
① 검정깨는 볶아서 절구에서 빻는다. 이때 4분이나 5분을 빻으면 된다.

② 기름이 스며 나와 촉촉해지면 절구 중앙으로 긁어모은다.
③ 여기에 멸치 국물과 갈분을 섞어서 반죽이 되도록 섞는다. 이것을 병에 담아 냉장고에 보관한다. 이때 벌꿀을 조금 타면 단맛이 난다. 이것은 냉장고에 보관하지 않더라도 1주일은 보존된다.

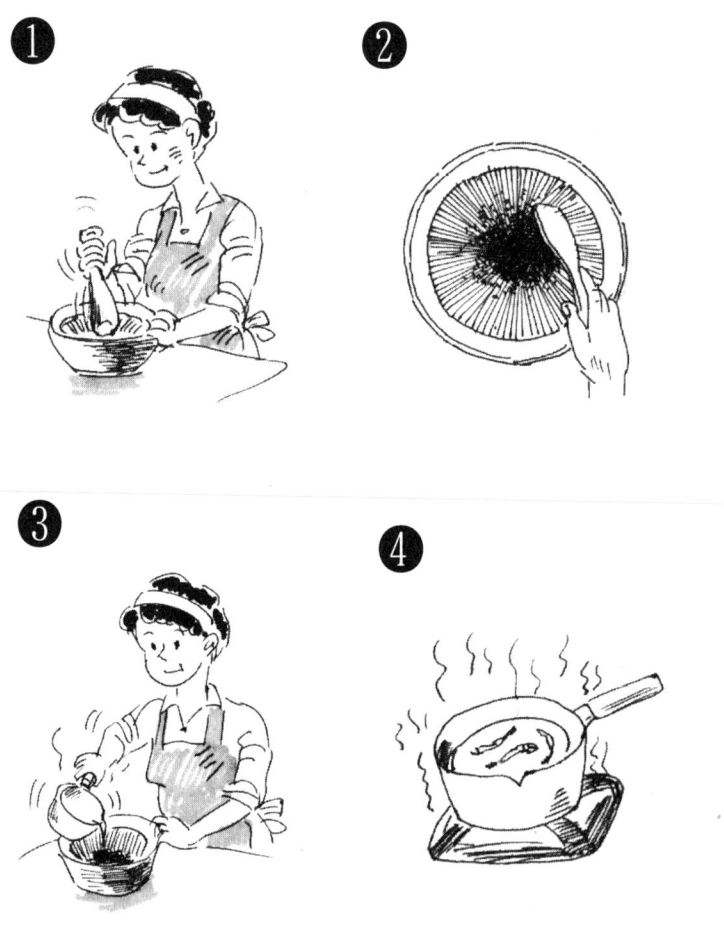

● 참깨 식초

참깨와 고추를 식초에 절여두면 건강보조식품이 되며 이것은 고혈압이나 야뇨증, 무릎통증 등의 개선이나 예방에 특별한 약효를 나타낸다. 그 면역력을 높여주고 노화를 방지할 뿐만 아니라 위에서 말한 증상 외에도 여러 가지 현대병의 개선과 예방에 도움이 된다. 혈액 순환을 좋게 하는 리놀산에 고추성분이 추가되면서 효과가 상승된다.

참깨 식초를 먹으면 몸이 따뜻해지므로 아이들의 야뇨, 즉 오줌싸개나 어른들의 야뇨와 냉증, 무릎 통증 등의 개선에 도움이 된다. 참깨에 들어 있는 세사민이나 고추에 들어 있는 카프사이신 같은 물질에는 소화를 촉진하고 혈행을 좋게 하는 작용이 있다. 그리고 식초의 주성분인 구연산은 이러한 성분들을 몸 속 구석구석까지 골고루 운반해주는 작용이 있으므로 이러한 효과들이 서로 상승효과를 나타낸다. 또 고추는 위를 자극하기 때문에 식욕이 부진할 때 식욕을 증진시킨다.

○ 재료
· 식초(쌀 식초) : 180ml.
· 검정깨 : 30g.
· 고추 : 3개.

○ 조제법
① 주둥이가 큰 유리병이나 사기 병을 준비한다.
② 고추와 참깨를 병에 넣는다. 병은 유리나 자기로 된 주둥이

가 큰 것이면 된다. 이때 병은 투명한 것보다 약간 색깔이 있는 것이 좋다. 빛을 차광하기 때문이다.

③ 식초를 병에 붓고 약간 흔든 다음 뚜껑을 닫는다. 이것을 햇빛이 닿지 않는 곳에 보관한다.

④ 다음날 병 안쪽에 볶은 참깨를 긁어서 식초 속에 섞는다. 이것을 하루에 3회, 식후에 1작은술씩 먹는다. 이때 만약 매우면 물을 2배로 타서 희석시킨다.

모두 먹고 난 뒤에 남은 참깨나 고추는 절구에 빻아서 4작은술 정도를 밥에 비벼서 먹는데 이 경우 고추 껍질은 버린다.

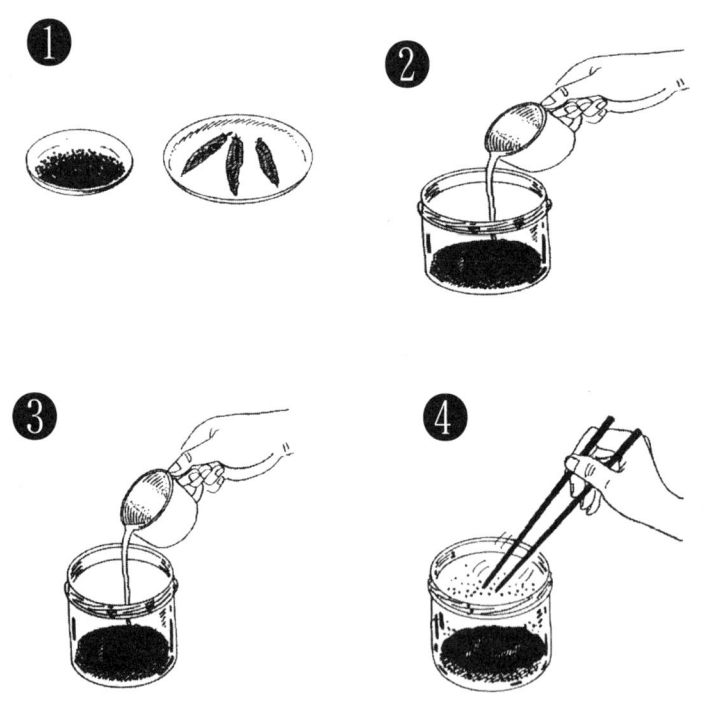

● 참깨 우유

골다공증이 많아지고 있는데, 이것은 뼈 속에 칼슘이 줄어들어 뼈의 밀도가 약해지는 증상으로서 작은 충격에도 뼈가 부러지는 부상을 입을 수 있다. 노인의 경우는 이 때문에 평생 자리에 누워 있어야 한다. 이 증상을 예방하려면 믹서로 분쇄한 검정깨에 영양가 높은 우유나 계란, 포도, 파세리를 섞은 참깨우유가 좋다.

검정깨 100g 중에는 120mg의 칼슘이 들어 있고, 우유 100ml에는 100mg이 들어있다. 그러므로 참깨 우유를 먹으면 칼슘을 효율적으로 섭취할 수 있어서 골다공증을 예방할 수 있다.

또 평소에 요리에는 장식으로 만 쓰이는 파세리에는 많은 철분이 들어 있으므로 빈혈을 개선하거나 방지하는데 효과가 있다. 파세리에는 이 외에도 엽록소도 들어 있으므로 위벽이 헌 데나 상처를 낫게 하는 작용이 있어서 위궤양에 효과가 있다. 그리고 위가 헐었을 때도 참깨 우유는 안성맞춤인 식품이다.

○ 재료(1회 분)
· 검정깨 : 2~3작은술.
· 호도 : 1조각.
· 우유 : 200ml.
· 계란 : 1개.
· 파세리 : 3포기.

○ 조제법
① 검정깨와 호도를 믹서로 5초 동안 간다.

② 여기에 우유, 계란, 파세리를 넣고 다시 5~6초 동안을 갈면 걸쭉한 참깨우유가 된다. 이때 호도를 너무 많이 넣으면 맛이 떫어서 먹기가 불편하므로 주의한다. 이것을 하루에 아침, 점심, 저녁으로 3번 먹으면 좋다.

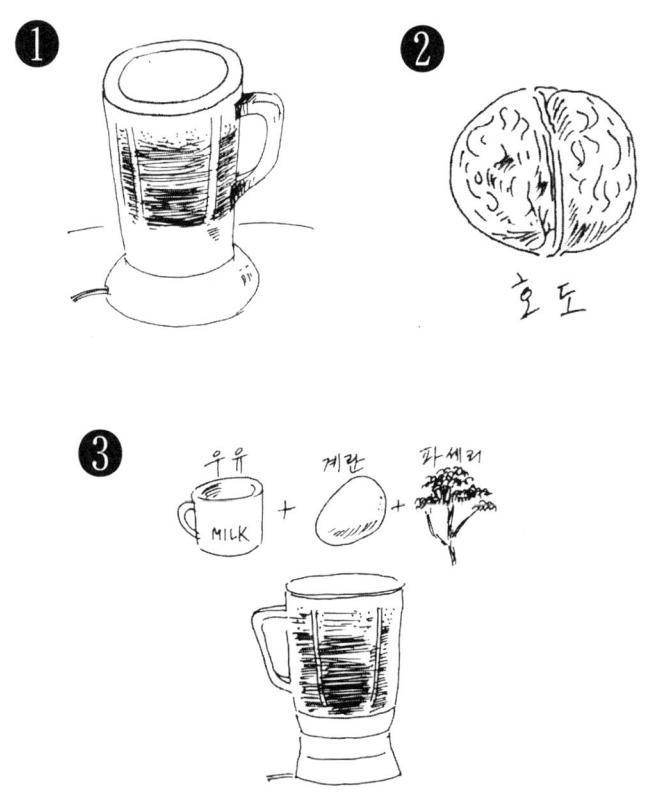

● 참깨 술
 이것은 귀울림이나 현기증, 정력 감퇴를 개선해준다. 동양 의학에서는 신(腎)을 몸 전체를 관장하는 생명의 원천으로 보고 있다.

여기서 말하는 신이란 신장을 포함한 부신이나 생식기, 뇌의 기능을 관장하는 것을 말하며, 신이 약해진 상태를 신허(腎虛)라고 한다. 신이 허해지면 체력이나 기력, 정력까지 약해질 뿐만아니라 귀울림이나 난청, 현기증이 나타난다. 참깨는 신의 작용을 돕는 식품인데 특히 검정깨에는 신을 강하게 하는 작용이 있다. 그래서 검정깨를 소주에 담가서 성분을 추출한 검정깨 술을 먹음으로써 귀울림이나 현기증이 개선되고 정력을 증강하는 데도 효과를 나타낸다.

○ 재료
 · 검정깨 : 100g.
 · 소주 : 1ℓ.

○ 조제법
① 강한 불로 후라이팬에서 검정깨를 볶는다. 이때 껍질이 튀고 고소한 냄새가 나면 중간 불로 하여 5분 동안 더 볶는다.
② 볶은 깨를 식혀서 주둥이가 큰 유리병에 넣고 여기에 소주를 붓는다.
③ 이것을 그대로 큰 냄비에 넣는데 병이 반쯤 잠길 정도로 물을 붓는다.
④ 그대로 불 위에 올려 끓으면 불을 끄고 식힌 다음 냄비에서 꺼내어 뚜껑을 닫고 하룻밤을 그대로 둔다.
⑤ 검정깨 술을 소줏잔으로 1~2잔을 따뜻한 물 10배 정도에 타서 하루에 1~2회 마신다. 이것은 냉장고에 보관할 필요가 없다.

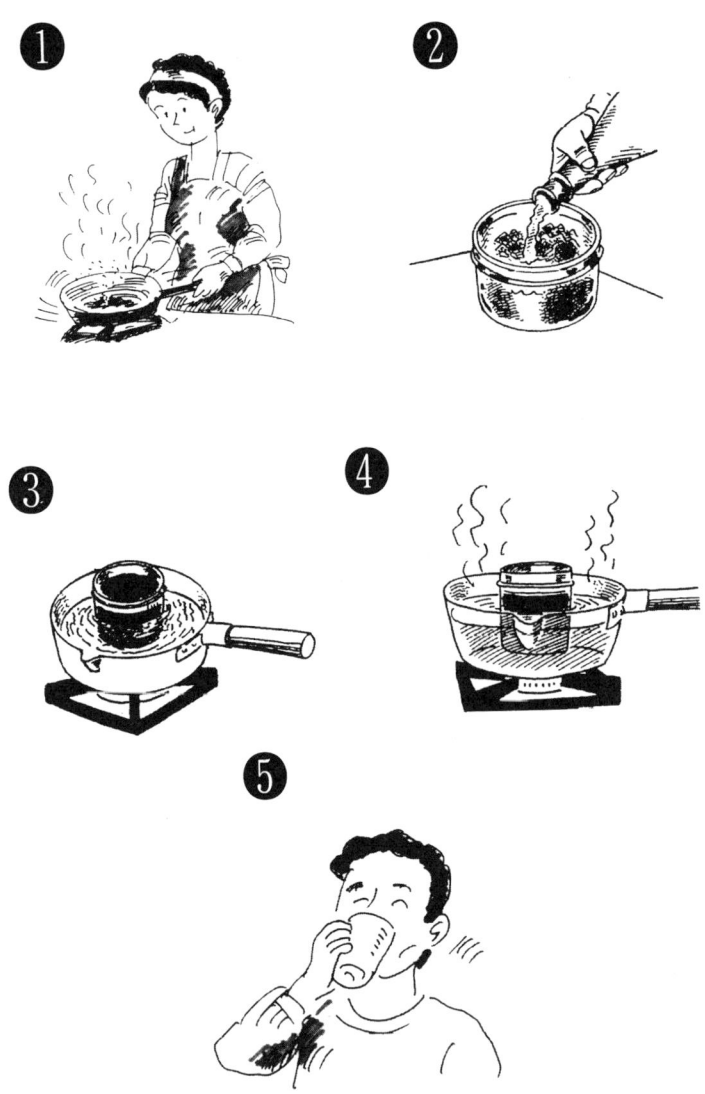

● 검정깨 차

 이것은 까닭 없이 몸이 가려운 노인들에게 많은 이른 바 소양증 개선에 도움이 되며 건조 피부나 미용에도 좋다. 소양증은 내장기능의 저하나 신진대사의 약화 등으로 생기는 하나의 노화현상이다. 중국의 고대의약서 본초강목(本草綱目)에도 참깨의 효용에 대하여 기록이 있는데 불로장생 식품으로 소개되어 있다. 그리고 피부가 건조할 때 복용하면 피부에 윤기를 준다고도 기록되어 있다.

 참깨에는 장의 상태를 정상화시키는 윤장작용(潤腸作用)이 있으므로 피부의 가려움을 없앤다. 이와 같은 참깨의 성분을 달임으로써 제대로 추출하여 손쉽게 먹을 수 있는 것이 참깨 차이다.

○ **재료**
 · 검정깨(잘 씻은 것) : 10g.

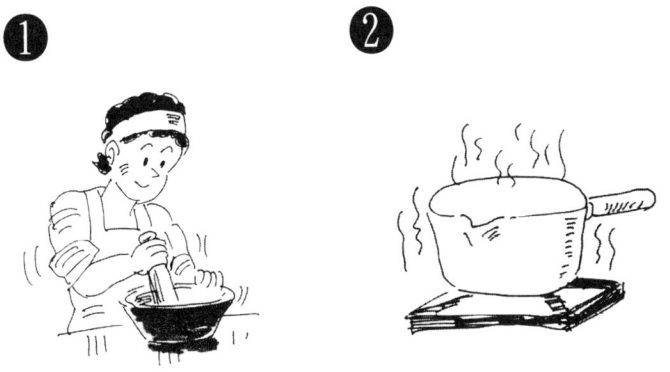

○ 조제법
① 검정깨를 후라이팬에서 볶은 다음 절구에 빻는다
② 물 300ml에 검정깨를 넣고 약한 불로 달인다.
③ 이때 물이 반으로 줄면 마실 수 있다. 이것이 하루 분이다. 이것을 차 대신 수시로 마시는데 이 외에도 빻은 참깨 2~3g을 뜨거운 물에 타서 마셔도 된다.

● 깨죽

여성들 중에 특히 얼굴이 화끈거리는 상기(上氣) 현상이 많은데 이것은 혈관이 넓어져서 혈액이 너무 많이 흐르기 때문에 생긴다. 이 원인은 자율신경 실조나 호르몬의 분비이상인데 특히 갱년기에 접어든 여성들에 많은 현상이다. 여성은 50세가 지나면 호르몬을 분비하는 난소의 기능이 떨어지기 시작하기 때문에 여러 가지 증상이 나타난다. 이것이 갱년기 장애이며 손발이나 허리가 차거나 얼굴이 화끈거리며 견비통, 불안초조, 히스테리 등의 정서불안정 상태가 된다.

이와 같은 갱년기에 일어나는 여러 가지 증상을 깨죽이 해소해 주는데 특히 검정깨에 땅콩이나 아몬드를 섞은 깨죽이 효과적이다. 참깨에 비타민 E가 많아서 호르몬의 분비를 왕성하게 해준다.

참깨에 들어 있는 필수 아미노산인 트립트판은 스트레스에 대항하는 호르몬의 분비를 촉진하여 불안초조 등의 정서불안정 상태를 개선해준다. 참깨에 들어있는 뛰어난 성분을 끌어내고 또 죽으로 만들어서 소화흡수를 좋게 하므로 위가 약한 사람에게는 안성맞춤이다.

○ **재료**
- 검정깨 : 60g.
- 땅콩이나 아몬드 : 60g.
- 쌀 : 60g.
- 벌꿀이나 흑설탕 : 약간.

○ **조리법**
① 검정깨와 땅콩, 쌀을 물에 담가둔다. 물러졌으면 건져낸다.
② 이것을 절구에 빻아서 걸죽하게 한다.
③ 이것을 냄비에 넣어 죽을 쑨다. 이때 종종 저어서 눋지 않도록 해야 한다.
④ 죽이 되었으면 벌꿀이나 설탕을 타서 단맛을 낸다. 이것을 식사 대신으로 먹으면 되는데 여드름이나 잡티, 그리고 암 예방에도 도움이 된다.

● **검정깨 샴푸**
검고 탐스러운 머리카락은 젊음의 심벌인데 흰머리나 탈모 등으로 고생하는 사람이 많이 불어나고 있다. 이와 같은 증상은 호르몬의 분비이상이나 두피의 장애, 스트레스 등이 원인인데 모두 모발의 두피 속에 있는 모근이 약해지기 때문에 생긴다. 즉 두피의 혈행을 좋게 하여 모근을 정상상태로 되돌림으로써 이러한 증상을 개선할 수 있다. 여기에는 검정깨 샴푸가 효과적이다.

○ 재료
 ・참기름 : 적당 양.
 ・굵은 소금 : 적당 양.

○ 조제법
 ① 접시에 참기름과 굵은 소금 같은 양을 붓고 손가락으로 잘 섞는다.
 ② 이것을 약 10g 집게손가락과 가운데 손가락에 묻혀서 특히 흰머리나 머리카락이 많이 빠진 부분에 시계바늘 도는 방향으로 2~3분 동안 문질러 바른다.
 ③ 마사지가 끝나면 약 10분 동안 그대로 두었다가 머리를 감는다.
 ④ 이것을 하루에 1회 목욕할 때 하면 더욱 효과적이다. 이것은 적어도 1개월은 꾸준히 해야 효과가 나타난다.

▶ 마늘의 재조명- 강력한 특효약

● 노화방지

마늘의 여러 가지 유효성분의 상승 작용으로 노화를 막을 수 있다. 노화란 세포의 활동이 쇠퇴하여 세포수가 줄어들어 세포와 조직의 장애가 잘 회복되지 않는 현상을 말한다. 마늘에 들어 있는 알리신은 이와 같은 세포의 쇠퇴를 늦추고 작용을 다시 활성화하는 작용을 한다. 그리고 단백질이나 당질 등과 결합하면 혈액을 정화하여 적혈구를 불려서 젊어지는 작용을 한다.

또 호르몬 분비를 촉진하는 작용도 있다. 호르몬이 모자라면 각종 질병을 일으켜 노화에 박차를 가하게 되는데 마늘은 뇌나 부신(副腎)과 같은 호르몬을 생산하는 기관을 자극하여 호르몬 분비를 활발하게 한다.

마늘이 당뇨병이나 동맥경화, 고혈압 같은 현대병 개선에 효과가 있는 것도 바로 노화를 촉진시키지 않기 때문이다. 오래오래 장수한다는 것은 즐거운 일이지만 건강하게 노후를 맞이해야 한다. 그러기 위해서 마늘이 크게 이바지할 것이다. 마늘과 질병 개선, 예방의 관계를 살펴보기로 한다.

● 동맥경화

동맥경화란 혈관내벽에 콜레스테롤이 고이거나 혈전(血栓)이 생겨 혈액의 흐름이 나빠져서 혈관이 굳어지는 증상이다. 이것이 뇌의 동맥에 생긴 것이 뇌혈전이나 뇌경색이고 심장의 관상동맥(冠狀動脈)에 생긴 것이 심근경색이다. 이것은 모두 매우 두려운 질병이다. 마늘에 들어 있는 알리신에는 동맥경화의 원인이 되는 콜레스테롤을 분해하여 혈액 속의 콜레스테롤을 줄이는 작용이 있다. 그리고 알리신을 가열하면 생기는 아호엔이라는 성분에는 항(抗)혈전작용이 있다. 따라서 육류나 버터 같은 콜레스테롤이 많은 식품도 마늘과 함께 먹으면 혈액 속의 콜레스테롤 증가를 막을 수 있다.

● 간장 병

영양소의 대사나 비타민의 활성화를 비롯하여 해독 작용, 알코올의 분해, 호르몬의 조절 등 그 기능이 이루 헤아릴 수 없이 많은 기관이 간장이다. 무려 200여 가지가 넘는다고 한다. 마늘에는 이 간장의 기능을 종합적으로 높여주고 유지, 강화하는 작용이 있다. 평소에 마늘을 많이 먹고 간장을 장애로부터 지키고 쇠퇴한 기능을 강화해두면 각종 질병에 걸리지 않는 튼튼한 간장으로 가꿀 수 있다.

또 마늘에는 살균작용이나 해독작용이 있어서 간장의 중요한 역할인 해독작용을 높여준다. 그리고 마늘에는 간장 병의 하나인 간염의 예방에도 효과를 나타낸다. 간염을 예방하려면 무엇보다도 기초 체력을 늘리는 것이 중요한데 마늘에는 간장의 기능을 활발하게 하는 유효한 비타민 B_2나 니코틴산이 들어있다.

또한 마늘은 숙취 예방에도 효과가 있다. 마늘이 알코올을 분해, 배출하는 간장의 대사 능력을 높여 알코올을 재빠르게 무독화(無毒化)한다. 이에 대해서도 매우 즉효성이 있으므로 술 마시기 전후에 미리 마늘을 몇 조각 먹게 되면 악취나 숙취를 예방할 수 있다.

● 당뇨병

당뇨병은 췌장으로부터 분비되는 인슐린이라는 호르몬이 모자라거나 기능이 떨어져서, 당질의 대사가 나빠져서, 혈당치(血糖値)가 올라서 혈액 속에 당분이 나오는 질병이다. 마늘에 있는 알리신은 비타민 과 결합하여 알리티아민이 되는데 이것은 보통 비타민 보다 더 강하게 당질의 대사를 촉진한다. 알리신은 또 췌장이 인슐린을 분비하는 작용을 활발하게 하는 작용도 있다.

실험쥐를 이용한 동물 실험에서 마늘을 상용시키면 정상치보다 높은 혈당치를 내릴 수 있고 정상치보다 낮은 혈당치를 올릴 수 있다는 것이 판명되었다. 따라서, 하루에 2~3조각의 마늘을 날마다 먹게 되면 췌장의 기능 회복과 혈당치 정상화, 피로감을 없애고 정력 감퇴가 회복되는데 이것이 곧 당뇨병 개선으로 이어진다는 것이다.

● 위궤양

위궤양은 뭔가의 원인으로 위점막의 자기방어력이 약해져서 위액의 강한 소화력이 위의 점막으로 스며들어 위벽을 분해하기 때문에 생기는 질병이다. 뭔가의 원인이란 위장의 혈관이 막히거나 경련을 일으키거나 술이나 담배 등 자극물의 지나친 섭취, 정신적 스트레스 등을 들 수 있다.

이와 같은 위궤양의 원인 제거에 대해 마늘이 좋게 작용한다. 마늘에 있는 성분이 위벽에 항궤양 물질을 형성하여 위에의 공격으로부터 위점막을 보호해준다. 그리고 마늘에 들어 있는 알리신이나 비타민 이 신경 세포의 흥분을 진정시켜서 정신적 스트레스를 약하게 해준다. 이와 같이 마늘은 위벽의 파수꾼 역할과 정신 안정 효과로 위궤양을 예방한다.

● 암

 마늘이 암 치료에 효과 있다는 것은 세계 각국의 의료진에 의해 차례로 밝혀지고 있다. 미국의 의학자 와이즈벨가는 마늘의 효소 작용, 즉 몸 속에서의 화학변화를 촉진하는 물질의 작용이 암세포의 영양흡수를 방해하므로 암의 증식을 막을 수 있다고 보고하고 있다.

 러시아의 라파올로라는 학자도 마늘의 추출물에 들어 있는 알리신이나 알리인 등의 성분에 암세포의 증식이나 발육을 억제하는 힘이 있다고 보고했다.

 따라서 평소에 마늘을 많이 먹고 있으면 암에 걸리지 않는 체질을 가꿀 수 있다. 알리신이라는 성분은 정상 세포를 그대로 유지하거나 활성화시키기 때문에, 노화나 발암의 원흉인 활성산소(活性酸素)의 발생을 막기 때문에 암세포의 발생이나 성장, 증식을 억제하는 효과가 있다 하겠다.

 마늘에 들어있는 게르마늄에는 항암 작용이 있다는 것이 밝혀져 있다. 앞에서 말한 발암 원흉인 활성 산소에 대해서는 장을 바꾸어 자세히 설명하겠지만 우리가 절대적으로 필요로 하는 산소가 때로는 독으로 변한다. 이것이 활성 산소인데 암을 비롯하여 여러 가지 질병의 발생원인이 된다. 활성산소는 침입해오는 세균이나 이물질을 녹이는데는 필요하지만 너무 많이 발생하면 세포 밖으로

58

흘러나와 몸에 장애를 일으키는 수가 있다.

● 미용효과

마늘을 많이 먹는 여성의 피부를 보면 피부가 곱다. 마늘의 미용효과는 내용이나 외용으로도 얻을 수 있다. 내용효과로는 마늘이 갖는 세포 활성화 작용이 피부의 노화를 막기 때문이며 또 혈관을 넓혀서 혈행을 좋게 하는 작용이 피부의 신진대사를 좋게 하기 때문이다. 그리고 마늘에는 뛰어난 정장작용(整腸作用)이 있어서 미용의 큰 적인 변비를 막아준다.

다음에 외용 효과로는 마늘 복용이나 마늘 팩, 마늘 화장술 등이 있는데 이것은 모두 마늘에 있는 알리신 때문에 피부의 대사가 좋아지고 혈행이 원활해져서 피로한 피부를 생생하게 되살려 주기 때문이다. 게다가 마늘을 외용하면 피부의 살균능력을 높여준다.

● 무좀

귀찮은 무좀에도 마늘은 효과를 나타낸다. 무좀은 백선균(白癬菌)이라는 곰팡이가 기생해서 생기는 일종의 피부병인데 이와 같은 균에 대항할 수 있는 살균 및 항균 작용이 알리신에 있다.

게다가 이 작용은 매우 강력해서 10만 배 이상으로 묽게 한 액이라도 콜레라나 장티프스균을 죽일 수 있다. 무좀에는 마늘을 갈아서 붙이면 되는데 1개월 정도 계속하면 깨끗이 낫는다. 그리고 여러 가지 피부병, 이를테면 습진이나 버짐, 가벼운 절상(折傷)에도 효과가 있다.

● 신경통

　신경통의 대표적인 것에 좌골신경통, 늑관신경통, 얼굴의 신경통인 삼차(三叉)신경통이 있는데 이와 같은 신경통에 마늘의 성분이 종합적으로 작용한다. 혈행을 좋게 하여 몸을 따뜻하게 하는 마늘의 보온 효과가 신경통의 혈행 장애를 개선한다. 이것은 알리신 때문인데 알리신에는 강한 침투성이 있어서 기름의 막으로 싸여 있는 신경세포도 거침 없이 통과할 수 있어서 직접적으로 세포에 작용할 수 있다. 신경통 치료에는 떨어진 신경기능을 활발하게 하기 위해 비타민 이 사용되는데 마늘은 이 비타민의 흡수를 좋게 함과 동시에 그 작용도 높여주므로 마늘을 먹으면 신경기능을 정상화해준다.

● 견비통

　견비통에는 여러 가지 원인이 있는데 눈의 이상이나 고혈압, 호르몬 이상, 정신적 스트레스 때문이지만 오랜 시간 같은 자세로 있어서 혈행이 나빠져서 생긴 견비통이라면 마늘이 큰 효과를 나타낸다. 이때는 마늘 습포가 효과적이다. 어깨근육의 혈행을 좋게 하여 어깨가 뻣뻣하거나 결리는 것을 해소해준다. 또 삶은 마늘을 거즈에 싸서 욕조에 담근 마늘 목욕도 효과가 있다. 이것은 녹아난 마늘의 성분이 직접 피부로 스며들어 견비통을 해소시키기 때문이다. 이 방법은 피로 회복에도 좋다.

● 근육통

　근육통에는 마늘 습포나 마늘 목욕, 마늘을 갈아서 직접 환부에 바르면 빠른 효과를 얻을 수 있다. 이것은 마늘의 보온, 혈관 확장, 혈행 순환 촉진으로 어혈(瘀血)을 없애는 효과가 종합적으로 작용하여 근육의 통증을 없애기 때문이다. 이 습포는 통증이 있는 환부에 직접 붙여야 하며 누르면 통증을 느끼는 부위에도 직접 붙이도록 한다.

● 감기

감기는 흔히 걸리는 병이지만 사실 가볍게 여겨서는 안 되는 질환이다. 감기는 주로 몸의 저항력이 떨어져서 걸리는 수가 많은데 무엇보다도 저항력을 붙여주는 것이 중요하다. 이와 같은 저항력을 붙이는데 효과 있는 것이 마늘이다. 마늘이 갖는 피로회복 효과와 정력증강 효과, 기초적인 체력을 유지하는 효과가 종합적으로 작용하여 감기에 대한 저항력을 높여준다. 그리고 알리신에는 강력한 살균작용과 항바이러스 작용이 있으므로 침입해 온 바이러스를 파괴해준다. 또 마늘에는 감기와 몸살의 증상과 알레르기 비염, 천식 등의 호흡기 질환에도 효과가 있다.

● 빈혈

혈액 속에 적혈구의 양이 적은 것을 빈혈이라고 하는데 알리신에는 혈색소인 적혈구를 늘리는데 필요한 단백질, 철분, 비타민 B_2, 엽산, 비타민 B_6, 비타민 C가 몸 속에 흡수되는 것을 돕는데 특히 철분의 흡수를 돕는 작용이 강하다.

적혈구는 그 수가 1㎣당 남성은 약 500만 개, 여성은 약 400만 개가 정상이다. 그런데 남성은 400만 개, 여성은 350만 개 이하가 되면 빈혈상태가 된다. 이와 같은 빈혈상태인 사람에게 날마다 일정시간에 일정량의 마늘 추출액을 먹인 후 1개월이면 모두 정상범위까지 적혈구 수가 증가한다는 임상 결과가 나와 있다. 이와 같이 마늘은 빈혈인 사람에게는 조혈(造血)효과를 가져오며 건강한 사람도 마늘을 꾸준히 먹고 있으면 빈혈이 예방된다.

● 눈병

요즘은 안경을 쓰는 사람이 가속도적으로 불어나고, 통계에 따르면 초등학생 10명 중 4명이 안경을 쓰고 있다고 한다. 여기는 여러 가지 원인이 있지만 식생활도 문제가 있다. 비타민1의 부족은 각막염을 비롯하여 안구의 기형 등 여러 가지 눈의 이상을 불러온다. 이 성분은 몸 속에서 저장되지 않으며 또 파괴되기 쉬운데 마늘이 이와 같은 상태를 막아준다. 마늘에 들어 있는 비타민은 다른 비타민과는 달리 잘 파괴되지 않는다.

● 식욕부진

여름철이 되면 흔히 식욕이 떨어지고, 기름진 음식물을 먹지 못하고, 물만 찾게 되므로 식욕만 더 떨어지는 악순환이 계속된다. 이것은 더위 때문에 소화기관의 기능이 떨어지고 소화액 분비도 제대로 되지 않기 때문이다. 이와 같은 상태를 개선하려면 혀에 자극을 주는 음식으로 미각에 변화를 주고 소화액의 분비를 촉진하는 것을 먹을 필요가 있다.

마늘은 이와 같은 효과를 나타내는 데 매우 안성맞춤인 식품이다. 다른 향신료와는 달리 오직 미각적인 변화를 가져올 뿐만 아니라, 그 약효성분이 소화기에 작용하여 즉효성을 나타낸다. 알리신과 지질알리신 등이 위액의 분비를 촉진해주고 이러한 성분에는 강력한 침투성이 있어서 위장 안쪽에서 직접 성분이 흡수되어 즉효성을 얻을 수 있다.

▶ **마늘을 이용한 간단한 약효식**

● 마늘 계란

　뛰어난 약효를 갖는 마늘을 가루 내어 먹기 좋게 만든 것이 마늘 계란이다. 마늘과 계란의 노른자위로 만든 마늘 계란은 냄새가 없고 손쉽게 먹을 수 있다. 날마다 일정량을 먹으면 강력하고 다채로운 약효를 얻을 수 있다. 마늘에 있는 알리신과 비타민의 작용으로 질병에 대한 저항력이나 자연 치유력을 높일 수 있다. 또 완전 식품으로 불리는 계란의 노른자위는 영양가가 매우 높은 부분이므로 이와 같은 마늘계란은 질병이나 증상의 개선뿐만 아니라 피로하기 쉬운 체질을 강인한 체질로 가꾸어 질병에 걸리지 않는 튼튼한 몸을 만들 수 있게 해준다.

　또한 혈행을 좋게 하고 몸을 따뜻하게 하는 효과가 뛰어나므로 불량한 혈행을 바로잡아주고 무릎 통증이나 견비통 같은 증상을 개선해준다. 그리고 정력 감퇴, 특히 노화에 따른 정력 감퇴에는 체력 증강과 더불어 그 효과를 기대할 수 있다. 마늘 계란 만드는 법은 다음과 같다.

○ 재료
・마늘 : 500g(약 10조각).
・계란 : 3~5개.

○ 조제법
① 마늘은 껍질을 벗겨서 냄비에 넣고 마늘이 잠길 정도로 물을 붓고 마늘이 물러질 때까지 삶는다.

② 물러진 마늘을 으깨어서 계란 노른자위를 섞어 잘 버무린다.

③ 그것을 후라이팬에 넣고 약한 불로 타지 않도록 잘 저어가며 약 2시간을 볶는다. 이것을 말린 다음 가루 낸다

④ 가루 낸 것을 밀봉 용기(유리병)에 담아 바람이 잘 통하는 곳에 보관하면 1년은 보관이 가능하다. 이와 같이 만든 마늘 계란 가루를 하루에 1회, 3분의 1작은술씩 물로 먹는다.

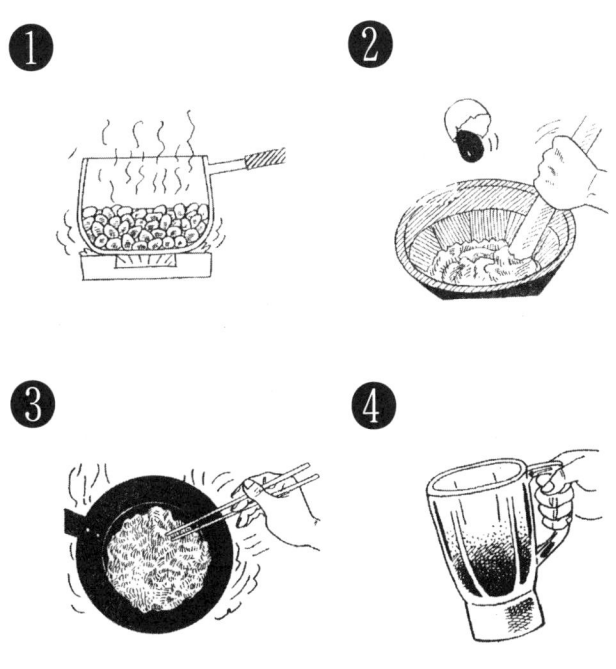

● 마늘 술

피로 회복의 묘약으로 마늘은 예부터 널리 이용되어 왔는데 특히 간장기능이 떨어져 쉬 피로하고 아침에 일어나기가 힘들다든가 몸이 항상 나른하여 기력이 없는 사람에게 마늘 술은 매우 많은 효과를 낸다. 또 정력을 증강하는 효과도 있어서 중국에서는 마늘 술이 매우 효과가 다양한 약술로 이용되고 있으며 그 값도 비싸다. 술에 담는 기간은 반 년은 소요되며 오래 담가둘수록 맛이 좋아진다. 만드는 방법은 다음과 같이 매우 간단해서 가정 상비주로 마련해두는 것도 좋을 것이다.

○ 재료
· 마늘 : 500g(약 10조각).
· 소주 : 1.8 ℓ.
· 얼음사탕이나 대추 : 약 200g.

○ 조제법
① 마늘을 잘게 썰거나 미리 냉동시켰다가 잘게 으깬다.
② 유리병에 소주를 붓고 여기에 얼음사탕이나 대추를 넣는데 단 것을 싫어하면 이것은 넣지 않아도 된다.
③ 여기에 마늘을 넣고 밀봉하여 보존한다.
④ 숙성 기간은 적어도 반 년부터 1년은 필요하다. 처음 1~2개월 동안은 1주일에 1~2회씩 병을 흔들어 마늘이 잘 섞어지도록 한다. 숙성기간이 끝나면 마늘은 꺼내도 되는데 그대로 두어도 무방하다.

⑤ 마늘 술은 날마다 소주잔으로 1잔씩 식전에 마시도록 한다.

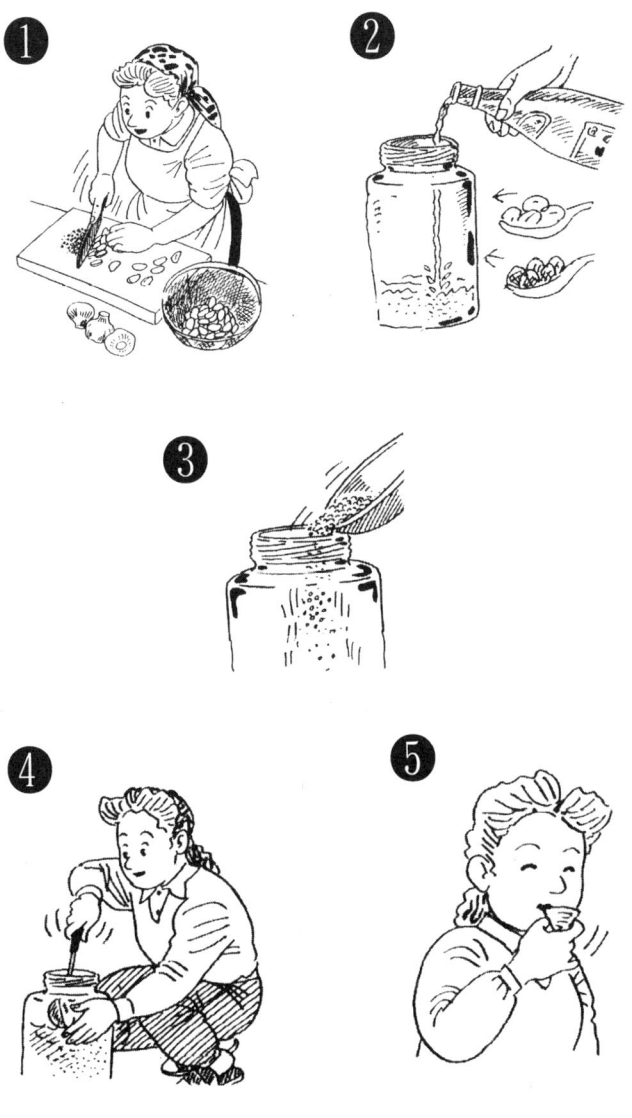

● 구운 마늘

마늘의 약효를 제대로 얻으려면 날마다 거르지 않고 먹어야 하는데 이때 안성맞춤인 것이 구운 마늘이다. 구움으로써 마늘 냄새가 없어지고 먹기도 쉽다. 또는 구워서 가루로 만들어 두면 오래도록 먹을 수 있고 보관도 용이하다. 마늘에 있는 알리신, 일리인, 비타민 등에는 혈관을 확장하고 몸을 따뜻하게 하는 작용이 있기 때문에 혈행이 개선되어 혈압도 정상이 되며, 류머티즈 등 혈행 불량으로 야기되는 증상도 가벼워진다. 또 이것을 평소에 건강 보조식으로 애용할 수 있으며 여행 중에도 휴대할 수 있어서 편리하다.

○ 재료
· 마늘 : 5~6조각.

○ 조제법

① 껍질을 벗긴 마늘을 통째로 후라이팬에 넣고 공기를 그 위에 덮는다.

② 공기를 움직여 속에 있는 마늘을 굴린다. 약한 불에 약 30분부터 1시간 가량 새까만 숯이 되도록 태운다.

③ 마늘이 새까맣게 숯이 되었으면 공기를 그대로 덮어둔 채 식힌다. 이때 아직 식지 않았을 때 공기를 떼 내면 마늘이 그대로 타서 재가 되어버리므로 주의해야 한다.

④ 마늘이 식었으면 그대로 가루 낸다. 생선이나 육류 탄 것과는 달리 마늘 탄 것은 암을 걱정할 필요가 없다

⑤ 가루 낸 마늘가루는 유리병에 보관하여 하루에 2~3회, 1통씩 더운 물이나 찬 물로 먹는다. 이때 벌꿀이나 물엿 등의 단것과 함께 먹어도 된다.

● 마늘 습포

마늘은 신경통이나 근육통진정에도 효과가 있다. 혈행을 좋게 하고 몸을 따뜻하게 하는 효과가 뛰어난 것을 이용한 요법이 습포이다. 마늘에 들어 있는 스콜리닌은 혈행을 개선하고 신진대사를 활발하게 한다. 그래서 마늘 습포를 하면 혈액의 흐름이 좋아져서 신경통, 견비통, 요통, 무릎 통증이 개선된다. 마늘 습포는 마늘을 갈아서 거즈에 발라 환부에 붙이면 되는데 이때 밀가루에 이겨서 붙이면 더 편리하다. 붙이는 장소는 하루에 1시간 정도, 좌골신경통에는 선골(仙骨 : 꼬리뼈 위에 있는 뼈)과 통증이 있는 엉덩이, 허벅지, 장딴지에 1장씩 붙인다. 견비통에는 통증이 있는 곳에 붙이고, 요통에는 선골을 사이에 두고 좌우 1장씩 붙이고, 그 위쪽 좌우에도 1장씩 붙이고 또 무릎 뒤쪽에 1장씩 붙인다. 무릎 통에는 좌우 무릎 뼈 위에 1장씩, 무릎 뼈 아래에 1장씩, 좌우 발목 관절 바깥쪽(복사뼈 바깥쪽)에 1장씩 붙인다.

습포 만드는 방법은 다음과 같다.

○ 재료(습포 1장 분)
· 마늘 : 2조각(20g).
· 밀가루 : 100g.
· 생강 : 2조각.

○ 조제법

① 마늘과 생강은 껍질을 벗겨 강판에 간다.

② 위의 재료에 밀가루를 섞어서 반죽한다.

③ 10~15㎝ 너비의 거즈에 위의 재료를 펴서 바른다. 이것을 환부에 붙인다. 그 위에 기름종이를 덮고 반창고로 고정시킨다.

④ 너무 오래 동안 붙여두면 자극으로 피부가 물러질 수가 있으니 1시간 정도 붙이도록 한다. 그리고 떼 낸 다음에는 더운물로 씻어내도록 한다.

● 마늘 죽

마늘 냄새가 싫지만 감기에 들었을 때 마늘을 많이 먹는 수가 있다. 감기에 마늘이 좋다는 것은 예부터 경험적으로 알고 있다. 특히 마늘 죽은 몸이 속부터 따뜻해지고 감기 초기에는 효과적인 식품이며 소화도 잘 되고 체력도 붙으므로 감기에는 안성맞춤인 식품이 된다. 마늘에는 혈액순환을 돕는 유효한 성분이고 몸을 따뜻하게 하는 성분이 많다. 그리고 마늘의 매력적인 성분인 알리신은 항균, 항바이러스 작용이 강해서 감기의 균을 죽이거나 유행성 감기의 바이러스 활성을 약하게 하는 작용도 있다. 마늘 죽은 피로 회복 효과도 있으므로 감기 뒤의 약해진 체력 회복에도 좋다. 중국에서는 이 마늘 죽을 상용하고 있다. 마늘 죽 만드는 방법은 다음과 같다.

○ 재료
· 마늘 : 30g.

· 쌀 : 100g.
· 소금(천연소금이나 죽염) : 적당 양.
· 물 : 1ℓ(쌀의 10배량).

○ 조제법
① 쌀은 잘 씻은 다음 건져둔다.
② 마늘은 껍질을 벗긴다.
③ 냄비에 물 1ℓ을 붓고 강한 불에 끓인 다음 마늘을 넣는다.
④ 마늘은 약 1분간 삶은 다음 건져내고, 삶은 물은 버리지 않는다.
⑤ 이것을 다른 냄비에 옮기고 쌀을 넣는다.
⑥ 그리고 불을 약하게 하여 쌀이 물러질 때까지 끓인다. 이때 뚜껑은 약간 덮어두고 죽을 쑨다.

쌀이 완전히 물러져서 죽이 되었으면 여기에 마늘을 넣고 2~3분 동안 끓여 소금으로 간을 맞추고 불을 끈다. 그 뒤로 잠깐 동안 그대로 뜸을 들인다. 이때 마늘 냄새가 싫으면 소금을 조금만 넣고 된장을 풀어 넣으면 되며, 위장이 약한 사람은 마늘 죽에 들깨 잎을 넣으면 된다.

▶ 수많은 질병을 거뜬히 물리치는 당근

유럽이나 미국에서는 요 몇 년 동안 어떤 것을 어떻게 먹으면 건강에 좋은가에 대하여 동양인들의 식사에서 배우려는 경향이 계속되고 있다.

우리들의 식생활에 뿌리깊게 자리한 의식동원(醫食同源), 즉 먹는 것과 약은 원래 그 뿌리가 같다는 방법을 활용하려는 것이다.

이 의식동원이라는 사상은 물론 중국에서 비롯된 것인데 신농황제(神農皇帝)에 의해 5천 년 전에 만들어진 세계 최고의 약학서 〈신농본초경(神農本草經)〉에 그 뿌리를 두고 있다.

이 약학서는 신농황제가 산야에 있는 야생초를 비롯한 초근목피, 동물 등 우리 주변에 있는 모든 것을 먹어보고 그 중에서 약이 되는 것을 알아내서 하나의 약학서로 총 집대성한 것이다.

갖가지 실험을 거듭하여 식품의 약효나 독성을 조사한 결과 몸에 이로운 356종의 식품을 찾아냈다.

이를 따라 손수 식생활을 한 신농황제는 120세까지 장수했다고 한다. 그런데 이렇게 찾아내서 약효를 확인한 식품은 약효나 부작용의 부류에 따라 분류되고 있다.

오랫동안 먹어도 해나 부작용이 없고 계속해서 먹으면 장수하는 것을 상품(上品)으로, 질병을 예방하는 것을 중심(中心)으로, 그리고 오직 질병을 고치기 위해서 쓰이는 것을 하품(下品)으로 나누고 있다.

그러니까 의식동원이라는 사상에 가장 가까운 것이 상품이며, 현대인의 건강을 지탱하는 데 필요한 것이다. 이 상품에 해당하는 대표적인 식품이 당근이다. 당근에도 여러 가지 종류가 있지만 어

떤 것이나 역효면에서는 같다. 상품의 약효의 특징은

① 내분비계에 작용하여 생리기능을 원활하게 한다.
② 면역계에 작용하여 병이 걸리지 않게 한다.
③ 혈관계에 작용하여 남아도는 지방을 없앤다.
④ 신경계에 작용하여 정신이 안정된다.

상품인 당근은 위의 4가지 작용을 통하여 생명을 지탱하는 몸의 시스템을 활성화시킨다.
생명의 근원에 같은 관계가 있는 약효를 가진 당근은 병이 있든 없든 우리가 살아 있는 한 적극적으로 섭취하지 않으면 안될 야채이다.
당근은 위장에 좋을 뿐만 아니라 많이 먹어도 전혀 부작용이 없다. 그 뿐만 아니라 먹으면 먹을수록 효과가 더해지는 야채이다.
그리고 현대 영양학으로 보더라도 카로틴을 들 수 있는데, 이 성분은 주로 녹황색 야채에 많은데 그 중에서도 당근이 가장 좋다.
카로틴은 우리 몸 속으로 들어가면 비타민 A로 바뀌어 점막을 튼튼하게 하고 저항력을 붙여준다. 이것이 감기를 예방하고 눈의 점막을 튼튼하게 하여 눈을 보호해주고, 거칠은 피부를 개선하는 등 뛰어난 효과를 나타낸다.
최근에는 이 카로틴이 항암작용과 노화를 방지한다는 것이 밝혀져 있다. 또 혈행을 좋게 하므로 빈혈이나 허약 체질, 피로 회복에도 도움이 된다.

이 카로틴은 그대로거나, 가열하거나 전혀 그 양이 변하지 않으므로 효율적으로 섭취할 수 있으며, 카로틴은 껍질 바로 밑에 많으므로 당근은 껍질째 먹거나 껍질을 엷게 벗겨 먹어야 한다.

그리고 이 외에도 몸에 좋은 성분이 많은데 식이섬유는 통변을 원활하게 할 뿐만 아니라 혈액 속의 콜레스테롤이나 중성지방의 증가를 막고 혈당치의 상승을 억제한다. 또 철분은 혈액을 증가시키고 칼리움은 고혈압의 원인이 되는 타트륨을 몸 밖으로 배출한다.

그리고 미용과 건강에는 없어서는 안될 비타민 B나 C, 뼈를 만들거나 불안초조를 억제하는 칼슘 등을 균형 있게 포함하고 있어서 현대인을 괴롭히는 갖가지 현대병을 막아준다.

이와 같은 다양한 유효성분을 효율적으로 섭취하려면 기름과 함께 먹으면 되는데 이렇게 해서 먹으면 카로틴의 흡수를 증가시킨다. 또 쌀겨에 묻어 장아찌로 만들면 비타민 B가 배로 증가한다.

또 당근에는 비타민 C를 파괴하는 아느콜비나제라는 성분이 들어 있으므로 다른 야채와 섞어 먹을 때는 효소의 삭용이 없어지기 때문에 식초를 약간 섞어서 먹으면 된다. 당근의 종합적인 효과는 다음과 같다.

① 인체의 중요한 장기인 오장(五臟)을 강하게 한다.
② 정신을 안정시킨다.
③ 눈을 밝게 한다.
④ 몸을 가볍게 한다.
⑤ 수명을 늘린다.

⑥ 혈액 순환을 좋게 한다.
⑦ 기억력을 강화시킨다.
⑧ 기력을 증강시킨다.
⑨ 위장을 튼튼하게 한다.
⑩ 담을 없앤다.
⑪ 목마름을 없앤다.
⑫ 기운과 피를 보한다.
⑬ 폐의 기능을 강화시킨다.

이와 같이 당근에는 머리부터 발끝까지, 그리고 정신면도 커버하는 풍부한 약효를 가지고 있다. 이것으로 당근을 많이 먹는 것이 얼마나 중요한가를 알 수 있다. 그 전부터 당근을 싫어하는 사람은 당근의 유효성을 재인식하고 당근을 적극적으로 이용해야 한다.

그리고 신선한 당근은 영양소 그대로라는 말도 있다. 이것을 맛있게 먹으려면 잘게 썰어서 먹거나 갈아서 먹는 것도 좋고, 삶거나 구어서 먹으면 된다.

맛있는 당근은 색깔이 곱고 살이 많고 묵직하며 표면이 매끄럽고 잎사귀를 자른 부분이 작고 둥그런 것이 더 부드럽다. 또 당근 잎에서 뿌리 부분의 2배나 되는 카로틴이 들어 있으므로 될 수 있으면 잎이 달린 것을 구하여 잎도 함께 이용해야 한다. 당근 즙이나 쥬스를 만들 때는 잎도 함께 즙내는 것이 좋다.

그러나 꼬리부분이 갑자기 가늘어졌거나 굵어 있는 것은 좋지 않다. 또 노랑색이 감도는 것도 좋지 않다. 그리고 여러 부분에 푸른색이 감도는 것은 딱딱하고 맛도 없다.

　당근은 겨울철에는 보통 온도에서도 1~2주일은 보존되지만 오랫동안 보존하려면 흙 속에 묻어두면 무처럼 봄까지도 보존된다. 하지만 여름에는 보통 온도에서도 금방 썩어버리므로 비닐 봉지에 싸서 냉장해야 한다.

　그러면 증상 개선이나 건강 증진을 위한 식사법을 소개하기로 한다.

● **삶은 당근**

　영양이 풍부한 당근을 안전하게 먹으려면 역시 삶아서 먹는 것이 제일이다. 당근을 부드럽게 삶아서 깨를 뿌려 먹는 삶은 당근에는 당근의 독특한 맛이 있어 오래도록 먹을 수 있다.

　당근에 들어 있는 칼리움이나 식이섬유에는 나트륨의 배설을 촉진하여 혈압을 내리는 작용이 있다. 그리고 비타민 B_2에는 콜레스테롤이나 중성 지방을 줄여서 동맥경화를 막고 약해진 혈관을 강화하는 작용이 있다.

　이와 같은 성분을 가진 당근을 계속해서 섭취하면 혈압이 안정되고 고혈압을 예방한다. 그리고 더운 음식은 기를 보하므로 삶아 먹는 것이 고혈압 개선에는 안성맞춤이다. 또 당근에 많은 카로틴은 몸 속에서 비타민 A로 바꾸어 피부를 매끄럽고 부드럽게 해준다.

○ 재료
・당근 : 2개.

• 참깨 : 적당 양.

○ 조제법
① 당근은 껍질을 벗겨서 먹기 좋게 썬다.
② 이것을 냄비에 넣고 당근이 잠길 정도로 물을 붓는다.
③ 강한 불로 끓인 다음 물을 약하게 하여 물기가 없어질 때까지 약 1시간을 삶는다. 이때 눋지 않도록 주의해야 한다.
④ 먹기 전에 볶은 깨나 깨소금을 듬뿍 뿌려 먹는다. 이것을 최소한 당근 반개는 먹는다.

● 당근 쥬스

당근 1개를 먹으려면 힘이 들지만 쥬스로 만들어 마시면 2개 정도는 쉽게 먹을 수 있다. 당근 쥬스가 근시나 노안, 침침한 눈에 효과가 있다는 것은 널리 알려져 있다. 이것은 당근에 들어 있는 카로틴이 눈의 점막을 보호하여 노화를 막기 때문이다.

이 카로틴은 쥬스로 해도 파괴되지 않으며 껍질에 많기 때문에 쥬스로 할 때는 껍질째 하도록 한다.

그리고 당근에 들어있는 비타민 C나 칼리움, 철분 등도 혈액의 흐름을 원활하게 하여 눈의 충혈을 막아준다.

동양의학에서는 눈과 다리는 상관관계에 있으므로 다리가 약해지면 눈도 약해진다고 한다. 하반신을 강화하려면 당근과 같은 채소뿌리가 좋다.

○ 재료

・당근 : 2개.
・레몬 : ½개.

○ 조제법
① 당근을 물로 잘 씻는다. 이때 껍질은 벗기지 않는다.
② 당근을 강판에 갈아서 거즈에 싸서 꼬옥 짠다. 당근 2개에서 ½컵부터 ⅔컵 정도의 즙이 나온다. 이때 믹서로 갈아도 된다.
③ 당근 즙에 레몬을 짜 넣어서 하루에 1컵씩 마신다.

● 감자 당근 쥬스

당근과 감자는 예부터 약용으로도 쓰여왔다. 오래도록 먹어도 부작용이 없고 오래 먹으면 몸 속의 남아도는 지방이나 군살을 없애므로 몸이 가벼워진다.

이 2가지를 짜서 만든 쥬스는 상승작용으로 더 뛰어난 효과를 낸다. 그래서 간장병이나 당뇨병 예방이나 개선에 도움이 된다. 당근이나 감자에는 모두 간장 기능을 강화하는 성분이 들어 있다.

특히 감자에 들어있는 식이섬유는 몸 안에서 당분이 흡수되는 것을 막는 작용이 있으며, 당뇨병에는 스트레스가 크게 관여하는데 당근은 정신을 안정시키는 작용이 있다. 그래서 이 2가지를 쥬스로 만들어 먹으면 당뇨병의 예방이나 개선에 큰 도움이 된다.

○ 재료
・당근 : 1개.
・감자 : 2~3개.

○ 조제법
① 당근과 감자를 물로 잘 씻는다.
② 씻은 당근은 껍질째 강판에 간다.
③ 씻은 감자의 눈이나 껍질의 푸른 부분은 떼 낸다
④ 강판에서 간 당근에 껍질째 간 감자를 섞는다.
⑤ 이것을 거즈로 짜서 짜내면 ¾컵 정도의 쥬스가 나온다.
⑥ 이것을 1컵씩 계속해서 먹는데 이때 얼음이나 사과즙을 타서 먹어도 된다.

그리고 위가 아플 때도 이것을 먹으면 통증이 없어진다.

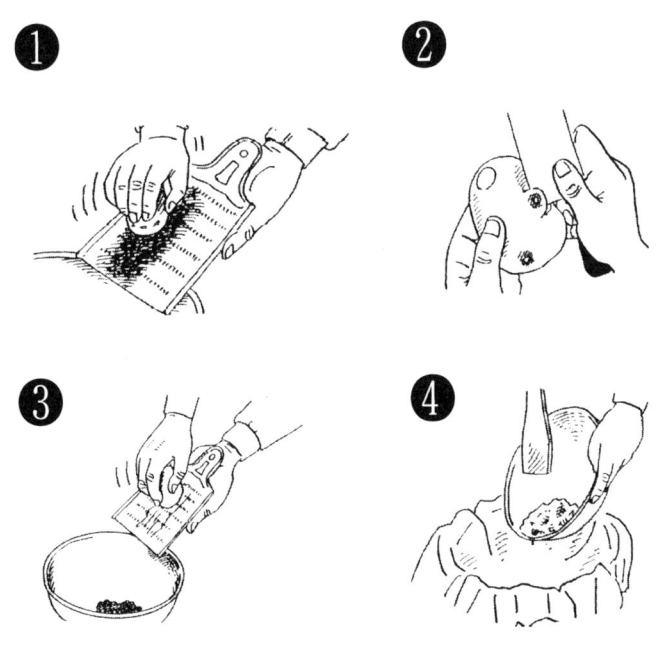

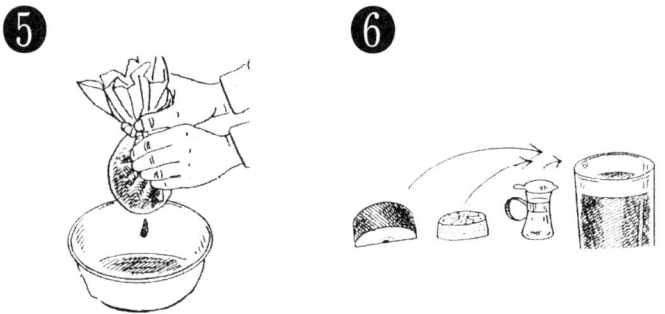

● 당근 구이

　어른들의 야간뇨(夜間尿)나 빈뇨 등, 아이들의 오줌싸개를 없애려면 당근을 먹으면 된다. 소변을 컨트롤하지 못하는 원인은 정신적인 면과 위장이 약하다든가 허약 체질 때문인데 이것을 개선하려면 우선 몸을 따뜻하게 해야 한다. 몸이 따뜻하면 방광의 기능이 정상화된다.

　당근은 몸을 따뜻하게 하는데 매우 효과적이다. 그리고 영양면으로 보더라도 당근에는 비타민이나 미네랄 같은 영양소가 많아서 허약 체질을 개선해 주며 당근에 들어 있는 식이섬유인 팩틴에는 정장 작용이 있어서 위장을 튼튼하게 해준다.

　이와 같이 당근은 소변의 컨트롤이 잘 안 되는 요소를 여러 방면에서 제거해준다. 야뇨증에는 흔히 은행을 구어 먹는데 이것은 너무 사용하면 오히려 해가 되는 위험성이 있으나 당근은 부작용이 없으므로 아이들에게도 안심하고 먹일 수 있다.

　그리고 야간뇨나 오줌싸개를 없애려면 취침 전에 먹는 것이 효과적인데 이때는 특히 당근을 구어서 먹는 것이 좋다.

 같은 당근이라도 쥬스로 만들어 먹으면 자칫 몸을 차게 하기 쉬운데 구어서 먹으면 몸을 따뜻하게 하는 효과가 더 커진다.

○ 재료
· 당근 : 1cm 정도로 둥글게 썬 것 1개.

○ 조제법
① 당근은 깨끗이 씻은 다음 1cm 길이로 둥글게 썬다.
② 석쇠 위에 당근을 올리고 타지 않도록 잘 뒤집는다.
③ 당근이 물러졌으면 석쇠에서 내려 뜨거울 때 먹는다.

이때 구미에 맞지 않으면 버터나 기름에 볶아서 먹어도 된다.

제2장
목초 민간비방(民間秘方)

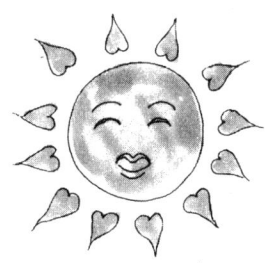

원래 한의약은 정식적인 처방 이외에도 구전(口傳)되어 온 민간의 비방(秘方)이 많으며, 대수롭지 않게 여기던 초목이나 열매·꽃·잎 등이 사람의 아픔을 제거하고, 병을 낫게 해주고, 위급함에서 구해주는 예가 많았다.

이 장에서는 민간에 흩어져 있는 여러 가지 식품 비방을 주위 모아, 과학적인 확고한 근거는 없어도 실험적으로 정밀하고 효과가 있는 처방 법을 알아서, 다급하고 필요한 경우에 사용할 수 있도록 하는데 그 목적이 있다.

그런데 여기서 한 가지 부연하고 싶은 말은, 처방의 효과가 100%로 정확하지는 않다는 것이다. 왜냐하면 모든 재료가 옛날과 다른 환경 속에서 자라기 때문이다. 옛날에는 거의 자연에 의존해서 생장되던 것이, 지금은 화학비료와 농약의 힘이 큰 인공 재배가 성행한다는 점이다.

그러나 여기서 소개되는 모든 식품의 비방은, 상당한 효과를 기대하기에 충분한 것이므로, 독자께서는 스스로 시험해 보고 체험을 통해 더 타당한 비방법을 알아보는 데 도움이 될 것이다.

1. 가지

● 오래된 설사나 이질에는 가지 뿌리를 태워 10g을 만들고, 여기에다 석류 1g을 섞어서 술이나 꿀물로, 하루에 2~3회 복용하면 효과가 있다.

● 자궁의 하수(下垂)로 인해서 음호(陰戶)가 돌출하였을 경우에는, 가지 뿌리를 태워 재를 만든 다음에 참기름에 개어서, 탈지면에 발라 음도 속에 삽입하면 금방 낫는다.

● 충치에는 신선한 뿌리를 찧어서 즙을 만들어 바른다. 또는 뿌리를 태운 재를 발라도 좋다.

● 입안이 헐고 잇몸이 부었을 경우에는, 가지 껍질을 태워 그것을 꿀에 개어서 바르면 좋다.

● 음부의 가려움증은 자색의 가지 한 개를 불에 태워 가루를 만들어서 참기름에다 갠 다음에 탈지면에 묻혀서 음부 속에 삽입하면 된다.

● 어류로 인한 식중독에는 날 가지의 즙을 내서 마시면 금방 낫는다.

● 여자의 유두파열(乳頭破裂)에는 가을에 묵은 가지 쪼개진 것을 썰어 그늘에 말린 후, 이것을 태워 만든 가루를 물에 풀어 마시거나, 태운 재를 참기름에 개어서 발라도 낫는다.

● 피임을 위해서는 만개하지 않은 가지꽃 14개를 채취하여 말린 후에, 기와 위에 깔고 노랗게 말린 것을 가루 내어, 월경 후 1~7일 내에 날마다 공복에 청주와 함께 복용한다. 이상의 것이 1회용이고, 이것을 복용할 때는 가지를 먹어서는 안 된다.

● 고혈압에는 가지를 되도록 많이 먹도록 한다. 그렇게 하면 모세혈관이 파열되어 출혈하는 일이 없다.

● 부인의 만성적인 자궁 출혈에는 가지를 참대 칼로 썰어서 그늘에 말린 후 가루를 만든다. 이 가루를 날마다 식전에 ½큰술씩 복용하는데, 계속하면 확실한 효과가 있다.

● 파상풍에는 마른 가지의 꼭지와 가지 대 및 뿌리를 파뿌리와 함께 삶아서 자주 씻으면 좋다.

● 만성 이질로 신약이 듣지 않을 때에는, 뿌리와 석류 껍질을

같은 양으로 말려 가루를 낸 다음, 꿀을 타서 날마다 3차례 식전에 물로 10g씩 복용하면 된다.

2. 감과 곶감

● 이질과 설사에는 쌀밥 한 그릇에 감이나 곶감 5개를 넣어 죽을 쑤어 먹되, 만약 효력이 없으면 반복해서 복용한다.

● 딸꾹질이 심하면 곶감 4개를 삶아, 그 물을 천천히 마시면 곧 멎는다.

● 고혈압의 치료와 예방에는 갓 나온 감잎을 따서, 한 번 찐 다음에 말린 것 약 10g을 달여 꿀을 타서 마신다.

● 각혈에는 곶감 1개를 썰어 청대 10g에 무쳐서 잠자기 전에 천천히 씹으면 좋다. 만약 효과가 없으면, 계속적인 복용이 필요하다.

● 소변에 피가 섞여 나올 때는 곶감 3개를 구워 가루를 만들어서 밥물로 복용하면 좋다.

● 소변 때에 따갑고 통증이 있으면 곶감 1개와 동심초 20g을 물로 달여 복용한다.

● 구역질이 심하고 속이 뒤집힐 때는 감꼭지 7개를 태운 가루를 10g씩 술에 풀어 복용한다. 날마다 3번 식사 후 1시간 뒤에 복용하면 된다.

● 소아의 혓바늘이나 목이 아플 때는 곶감에 묻어 있는 흰 가루를 자주 바르거나 백반을 같은 비율로 섞어서 바르면 좋다.

● 위장 하혈에는 곶감을 태운 재 20g을 밥물과 함께 날마다 3차례 복용한다.

3. 검은 콩

● 뱀이나 벌레에 물렸을 경우에, 검은 콩을 태운 가루를 물에 개어서 바르면 해독이 된다.

● 어류의 식중독에는 콩탕(湯)을 만들어 마시면 즉시 풀린다.

● 술 중독에는 콩 삶은 물을 마시면 좋다.

● 어린이의 두창에는 콩을 태운 뒤 가루 내어 물에 개어 바르면 좋다.

● 중풍으로 인하여 말을 못하면, 속히 콩즙을 만들어 끓여 먹이면 구급이 된다. 이 증세가 있는 사람은 콩 삶은 물을 계속해서 자주 마시도록 한다.

● 심한 복통에는 검은 콩 1되를 까맣게 태워, 술 1되와 함께 끓여 마신다. 옆구리가 결릴 때도 효력이 있다.

● 충치와 풍치의 통증에는 검은 콩을 45도 이상의 독주에 끓여, 그 물로 양치질을 하면 효과가 있다.

● 부인의 산후 하복통에 검은 콩 1컵을 까맣게 태워 만든 가루를 1회에 30g씩 날마다 3차례씩 따끈한 물로 복용한다.

4. 겨자

● 국부가 차거나 아랫배가 아플 때는, 겨자씨를 찧어서 배꼽 위에다 붙이고 자주 바꾸어 주면 좋다.

● 모든 종류의 종기가 부었을 때는, 겨자씨를 갈아 식초와 섞어서 바른다. 종기가 이미 곪아 터졌다면, 계란 흰자위와 겨자씨 분말을 섞어 종기와 그 주변에 자주 발라주면 효력이 있다.

● 부인의 월경이 나오지 않으면, 겨자씨를 노랗게 볶아 가루로

만들어서, 하루 3차례 식전마다 청주로 20g씩 복용하면 통하게 된다.

● 치질이 심해서 피고름이 나오고 아플 때는, 겨자씨의 가루를 꿀로 개어서 바른다.

● 위가 뒤집혀 음식물을 토할 경우에는, 뜨거운 술에 겨자씨를 갈아넣어 1일 3회 식간에 복용하면 좋다.

● 이 뿌리가 썩어서 부어 오르거나 냄새가 나면, 겨자를 태워 염증 부위에 발라주면 금방 낫는다.

● 목이 부어 음식물을 먹지 못하면, 겨자씨 가루를 물에 개어 헝겊에다 두텁게 싸서 목 뒤에 바른다. 이것은 마르게 되면 바꾸어 준다. 계속하면 효과가 있다.

5. 고추

● 학질에는 고춧가루 10g에 뜨겁게 끓인 물을 약간 섞어서, 날마다 3회씩 마시면 효과가 크다. 그러나 이것을 마신 후에는 반드시 1컵의 우유 또는 밥물을 마셔서 위의 심한 자극을 막아야 한다.

● 개에 물려 상처 난 곳에는, 속히 고추 한 개를 침을 발라 찧은 후 상처에 바르면 좋다(고춧가루로 해도 좋다).

● 감기에는 고추기름 1작은술, 파뿌리 1개, 작은 생강 1개를 한데 넣어 찧은 다음, 끓인 물로 복용하면 땀이 나고 곧 낫는다.

● 위한(胃寒)이나 위통에는 고춧가루 10g에 식초 두세 방울을 떨어뜨린 다음, 끓인 물에다 개어서 마신다. 위궤양이나 십이지장 궤양이 있는 사람은 금한다.

● 동상(凍傷)에는 붉은 고추 껍질을 소주에 찍어 바르거나, 고춧가루를 소주에 개어서 발라주면, 벌겋게 부어 아린 것이 낫는다. 껍질을 사용할 경우에는 불에다 약간 굽는 것이 훨씬 좋다.

● 식욕 부진이 심할 때는 고춧잎 크게 한 줌, 생강 7조각, 달걀 1개를 물 3사발에 넣고 달여서 그 물이 반으로 줄면 복용한다. 2~3회면 효과를 보는데 이때 달걀은 깨어 넣고 저어서 푼다.

● 겨울의 등산이나 여행으로 춥거나 눈 위에 오래 서 있을 경우의 동상 예방에는, 양말이나 구두 속에 고춧가루를 조금 넣으면 곧 열이 나면서 추위를 막는다. 그러나 너무 많이 넣게 되면 두통이 생길 수도 있다.

6. 귤

식후 소화가 안되고 헛배가 부르거나 가슴이 답답하면, 귤 껍질(흰 것을 벗긴 것) 1근을 말리고, 감초 껍질 볶은 것 40g과 살짝 볶은 소금 40g 정도에 물 5사발을 부어 약한 불에 달인다. 완전히 졸아서 마르면 가루를 만들어, 1회 10g 씩 매일 3회 식간마다 끓인 물로 복용한다. 이는 변비와 식체의 치료에도 좋은 효과가 있다.

● 감기·몸살·두통·기침 등의 증세에는, 귤 껍질 10g에 생강 14조각을 넣고 삶아서, 한 그릇을 마신 후 땀을 내면 잘 낫는다.

● 술이나 음식을 토하거나 입안이 마를 때는, 껍질 속의 흰 것을 구워서 끓인 물로 마신다.

● 요통에는 귤씨와 완두콩을 각각 20g씩 볶아서 노란 가루를 만들어, 따끈한 술에 풀어 소금을 넣고 1일 3회 식간마다 복용하

면 좋다.

● 입술이 부르텄거나 부스럼에는 푸른 귤 껍질을 태워 재를 만들고, 이것을 돼지기름에 개어서 바른다.

● 변비나 굳은 변에는 귤 껍질을 배갈에 삶아 건져낸 후 태우거나 말려서 가루를 만들고, 매일 식전에 더운 물이나 밥물로 20g씩 복용하면 된다.

● 유방이 뭉치거나 부을 때 또는 유방의 종기가 터지지 않거나 터져서 아플 때는, 귤 껍질을 물에 불려 속의 흰 부분을 벗겨 버리고, 약간의 밀가루와 함께 구워서 노란 가루를 만들어, 1회 20g을 사향 2g과 따끈한 술로 복용하면 된다. 하루에 2회의 복용으로 효과가 있다.

● 배가 차고 속이 뭉칠 때는 귤 껍질 1근을 깨끗이 씻어 말린 것과, 껍질 벗긴 살구씨 ⅓ 근을 노랗게 구워 가루 내어서, 꿀에 개어 녹두알 크기의 환약을 만든다. 꿀이 없으면 밀가루 풀의 대용도 좋다. 이것을 매일 3차례 식전마다 30일 정도 복용하면 좋다.

● 구토와 멀미에는 귤 껍질 40g과 생강 10g을 삶아, 그 물을 자주 마시면 효과를 얻는다. 여름철에는 약간의 설탕을 넣고 차갑게 해서 마시면, 방역약(防疫藥)도 되고 음료수로서도 일품이다.

7. 김

● 고혈압과 동맥경화에는 김 1장을 세지 않은 불에 구워서 부순 다음, 끓인 물로 하루에 3~6회 복용한다. 이것은 혈관을 소제하고, 혈압을 완화시키므로 좋은 효과가 있다.

● 폐 농양(膿瘍)·토혈농(吐血膿)·해수 등에는 한 사발의 물에 10장을 넣어 달여서 반이 되면, 이것을 매일 식후마다 3회씩 복용하면 좋다. 이것은 보조 치료의 효과가 있다.

8. 깨·참기름

● 벌레나 독충에 물렸을 때는 즉시 검은깨나 참깨를 씹어, 그 부위에 발라주면 된다.

● 갑자기 속이 쓰리고 위가 아플 경우에는 참기름을 찻숟갈로 1스푼 마시면 효력이 있다. 아픔이 계속하면 1스푼 더 마신다. 설사를 하고 아픔이 곧 멎게 된다.

● 머리가 빠지거나 흰 머리칼이 생기면, 검은깨 기름 600g과 마른 뽕잎 300g을 같이 달인 후, 찌꺼기는 버리고 즙을 아침, 저녁으로 머리의 피부에 발라주면, 빠진 머리에서는 모발이 생기고 백발은 검어진다.

● 부인의 하혈이나 대·소변 하혈에는, 검은깨 또는 참깨의 싹 한 줌을 찧어 즙을 내고, 이것을 1일 3회씩 식전에 찻숟갈로 하나씩 복용하면 상당한 효과가 있다.

● 뜨거운 물이나 불에 데인 데는, 명주를 태운 잿가루에 참기름을 개어서 발라 주면 되는데, 처음에 붙일 때는 아프지만 다음부터는 새살이 나옴과 함께 흉터가 없다.

● 타박상의 종기에는 참깨를 씹어 상처에 바르는 한편, 검은깨 기름이나 참기름을 소주와 같이 큰 숟갈로 하나씩 끓여서 하루 3회 복용하면, 경한 것은 2일, 중한 것은 7일 이내에 치료된다.

● 산모(産母)가 젖이 모자랄 경우에는, 참깨나 검은깨를 볶아

잘 으깨서, 이것을 매일 3회씩 식후에 큰 숟갈 하나를 약간의 소금과 함께 뜨거운 물에 타서 마시면 좋다. 장기적인 복용이 효력 면에서 훨씬 좋다.

● 팔다리가 차고 저리며 아프면 검은 깨 1되를 잘 볶아서 으깬 다음, 항아리에 담고 뜨거운 청주 1되를 부어서 1주일간 두었다가, 날마다 식전이나 식후에 3차례씩 1~2잔을 따끈히 데워서 마시면 효과가 있다.

9. 땅콩

● 각기병종(脚氣病腫)이나 가려움증에는 땅콩 간 것 1사발을 3사발의 물에 넣고 설탕을 약간 섞어 삶는다. 국물과 익은 콩을 하루에 4~5번씩 3~5일간 계속해서 복용하면 효력을 본다.

● 학질에는 볶은 땅콩을 120g씩 1일 3회 식후 1시간마다 계속해서 먹으면 낫는다.

● 젖을 많게 하려면 살찐 돼지족발 1쌍과 속껍질 벗긴 땅콩 1근을 물렁물렁하게 고아서 수시로 국물과 함께 먹으면 좋다. 파나 소금 같은 것은 일체 넣지 말아야 한다.

● 불면증에는 신선한 땅콩 잎 1~2묶음을 삶아, 그 물을 차 마시듯 수시로 마시면 좋다.

● 오래된 각종 기침에는 생 땅콩 40g을 가루로 만들어, 이것을 끓여 매일 식후마다 복용하면 좋다. 장기적으로 복용하면 해수도 멎고 담도 제거된다.

10. 냉이

● 어린이의 이질에는 그늘에서 말린 냉이 꽃을 가루 내어, 대추 삶은 물로서 복용하면 된다. 갓난아기는 0.3g, 3~5세는 0.8g, 7~10세는 3.5g, 어른은 10g을 기준으로 하여 복용한다.

● 바람을 쐬면 눈물이 나오는 사람은, 냉이 씨를 가루로 만들어 1일 3회 식전마다 5g정도 더운물로 복용하고 쌀알 만한 크기의 가루를 눈에 넣으면 효과가 크다. 이것은 냉통·열통·두통에도 좋다.

● 간장쇠약·간염·간경화증에는 냉이의 뿌리·줄기·잎 모두를 씻어 그늘에다 말려서 가루를 만든 다음, 매일 3회씩 식후에 복용하면 좋다. 1회의 복용량은 10g 내외이다. 또한 이것은 간질·안질·위장염·잦은 설사에도 효력이 있다.

● 눈에 막이 끼어 눈동자를 가릴 때는, 냉이의 뿌리·줄기·잎 모두를 씻어 불에 쐬어 말린 다음에, 갈아서 가루로 만들어 하루 3회씩 물에 타서 씻는다. 그리고 이 가루를 쌀알 만하게 알약으로 만들어, 눈에 넣고 참으면 한참 후에 효력을 본다.

● 간경화증과 복막염에는 마른 냉이의 뿌리와 불에다 볶은 두루미 냉이의 씨를 각각 반 근씩 가루로 만들어, 꿀에 갠 다음 은행 알 크기의 환약을 빚는다. 이 환약을 아침, 저녁으로 2개씩 귤껍질 끓인 물로 복용하면 수 일 이내로 효력이 발생한다. 또한 이것은 헛배부를 때, 부어서 물집이 생길 때, 사지가 몹시 마를 때도 효과가 있다.

11. 녹두

● 각종 식중독에 생녹두의 가루를 2숟갈 정도 냉수로 복용한

다. 듣지 않으면 다시 복용하고, 토사를 하게 되면 쌀과 녹두를 반반으로 섞어 미음을 쑤어 먹으면 된다.

● 당뇨병에는 녹두를 삶아 그 물을 자주 마신다. 물론 설탕은 넣지 말아야 한다.

● 하절기의 더위와 습기를 없애려면, 녹두 1컵과 율무쌀 1컵을 물에 삶아 국물과 녹두를 복용하면, 몸이 건조되고 또한 방병(防病)의 구실도 겸하게 된다.

● 고혈압이 있는 사람은 녹두 껍질로 베개를 만들어 사용하면, 혈압이 내리는 한편 머리도 가벼워진다. 이때 주의할 점은 녹두가 딱딱하므로, 안에다가 몇 겹의 천을 싸서 만들어야 한다.

● 봄과 여름에 전염병이 유행할 때는, 녹두 1되를 5배의 물에 넣고 삶아서, 녹두가 다 풀어지면 자루에 넣고 짜서 즙을 내어 마신다. 약간의 설탕을 넣어도 좋다.

● 각종 구토에는 녹두 가루와 설탕을 각각 1순갈씩 뜨거운 물에 풀어 마시면 멎는다. 녹두 잎을 즙내어 몇 방울의 식초를 타서 먹어도 좋다. 듣지 않으면 다시 한 번 복용한다.

12. 당근

● 오래 묵은 이질과 대장염에 당근씨를 노랗게 볶아서, 날마다 식전에 생강차에다 7~8g씩 타서 마시면 된다.

● 심장쇠약과 불면증에는 날마다 식사 때마다 날 당근 1뿌리씩을 장기 복용하면 효과가 있다.

● 소아의 발진(發疹)이나 소변이 일정치 않을 경우에는, 당근을 가늘게 썰어서 삶고 그 물을 수시로 마시면 좋으며, 여기에다 혹

설탕이나 노랑설탕을 넣게 되면 효과가 더욱 확실하다.

● 식욕 부진과 위장의 쇠약에는 당근을 잿불에 구워서 식전에 반 뿌리씩 장기 복용하면, 위를 튼튼히 하고 허파를 강하게 하는 효과를 얻는다.

13. 대추

● 고민으로 잠이 오지 않을 때는, 3사발의 물에다 큰 대추 14개와 파뿌리 7개를 썰어 넣고 끓여서, 물이 ⅓정도로 되게 달여 마신다.

● 위경련·위카다르에는 껍질을 벗긴 대추 2개와 매실 1개에다 살구씨 7개를 찧어 복용한다. 남성은 온수에다, 여성은 몇 방울의 식초를 넣어 복용한다. 효력이 나지 않으면 다시 한 번 복용하면 반드시 좋아질 것이다.

● 식욕 부진과 소화 불량에는, 씨를 빼낸 대추를 약한 불에 구워서 말린 다음, 가루로 만들어 날마다 식후에 1큰술씩 복용하되, 끓인 물로 장기간 계속함이 좋다. 대추를 구울 때는 절대로 태워서는 안 된다. 건강한 사람이 복용하면 혈기가 좋아진다.

● 만성이 된 대장하혈(大腸下血)에는 대추 10개와 황기 4g을 달여, 이것을 1회분으로 하여 차 마시듯 복용한다. 매우 심한 사람은 양을 배로 늘려 복용하면 효과가 있다.

● 부인의 마음이 약해서 자주 놀라고 잠을 이루지 못하며 답답하고 불안해 할 경우에는, 큰 대추 10개·감초 8g·밀 1사발 등을 7사발 정도의 물에 끓여 자주 마시면 좋다. 또는 큰 대추 10개를 태워 가루로 만든 다음, 10g 정도를 술에다 타서 마셔도 좋다.

14. 도라지

● 갑자기 오한이나 더위로 인한 복통이 일어났을 때, 마른 도라지 40g(생것이면 10뿌리 정도)과 생강 5조각을 삶아 그 물을 자주 마시면 좋다.

● 가벼운 천식이나 헛배가 불러 답답할 경우에는, 도라지 40g·귤껍질 40g(생것이면 5개 정도)·생강 5조각에다 4사발의 물을 부어, 이 물이 반이 되도록 달여서 하루에 복용한다. 하루 분은 3~5회로 나누어 적당히 복용한다.

● 코피에는 3~4사발의 물에 도라지 40g을 넣고 끓여서, 물이 반으로 줄면 3회로 나누어 마신다. 장기적인 복용은 효력이 확실하고, 토혈(吐血)·하혈(下血)에도 좋은 처방이 된다.

● 폐병·심한 기침·혈담(血痰) 등에는 도라지 40g과 80g의 감초를 3되의 물에 삶아서, 물이 ⅓ 정도로 줄면 식후에 1 컵씩 복용한다. 차 마시듯 계속해서 복용하면 효과가 있다.

15. 마늘

● 치질에는 마늘대와 마늘잎을 1치 크기로 썰어서 잿불에 묻어 태우면서 그 연기를 쪼인다. 잿불을 담는 용기는 주둥이가 좁은 것을 택하고, 온도는 여기에 앉기가 적당해야 하며, 서너 차례의 반복이 필요하다. 부인들의 음부가 붓고 가렵고 아프면, 마늘을 삶은 따뜻한 물에 그 부위를 자주 씻으면 된다.

● 이질이나 설사가 심하면 마늘 2쪽을 껍질을 벗겨서 찐다. 이것을 둘로 나누어 두 발바닥 장심에 붙이는데, 미리 두꺼운 천을 사용해서 감아 두어야, 스며드는 마늘 즙으로 인한 상처를 방

지할 수가 있다.

코피가 약을 써도 멎지 않을 때는, 앞의 이질과 설사에서 쓰는 방법을 취하되, 오른쪽 코의 출혈이면 왼쪽 발바닥, 왼쪽 코의 경우는 오른쪽 발바닥에 붙인다.

● 게에 의한 식중독에는 껍질을 벗긴 큰 마늘을 삶아서 마시면 곧 해독의 효과가 있다.

● 발가락의 티눈이 아플 경우에는, 마늘의 껍질을 벗겨 찧어서 바르면 2~3번으로 듣는다.

● 남녀의 실금(失禁 : 소변을 재림)에는 날마다 아침·저녁의 공복을 이용해서 7쪽의 마늘을 백지로 잘 싸서 잿불에 구워 따뜻한 물로 복용하면 효과가 있다.

● 악성 변비에는 3뿌리의 마늘을 껍질을 벗겨서, 참깨 100g을 볶아 찧은 다음에 저녁 식사 때 다 먹는다. 몇 일을 반복하면 효력이 좋다.

● 어린이의 백일해(百日咳) 치료에는, 마늘 1근을 껍질을 벗긴 다음 찧어서 끓인 물 3ℓ에 담아 10분 정도 젓는다. 그 다음에 12시간 정도를 재워 두었다가 거즈로 걸러서 복용하는데, 초기 증세는 3시간마다 찻숟갈로 하나씩 복용하되 장기간 계속한다.

● 설사가 오랫동안 멎지 않으면 마늘 1통을 구워 놓고, 식전에 1쪽씩 복용하고, 듣지 않으면 2~3일 계속한다.

● 감기가 들면 대마늘 3뿌리와 대파 5뿌리·생강 5조각에 두 사발의 물을 붓고 후추를 조금 쳐서 달인다. 물이 반으로 줄면 다 마시고 땀을 내면 좋다. 서너 번이면 감기에 효력이 있다.

● 지네나 뱀 등에 물렸을 때는 마늘을 찧어, 즙을 마시고 찌꺼

기는 상처에 발라 매어준다. 하지만 이 방법은 일시적인 응급법이므로, 속히 딴 조치를 취할 일이다.

● 충치나 풍치의 통증이 심하면 마늘 1쪽을 불에 뜨겁게 해서, 아픈 이로 물고 있으면 된다.

16. 매실

● 구토와 설사에는 매실을 소금에 절였다가 삶아서 그 국물을 마시면 멎는다.

● 회충 구제를 위해서는 불에 그을은 매실을 삶아 여러 차례 마신다.

● 여자의 월경이나 하혈(下血)이 멈추지 않을 경우는, 불에 구운 매실의 잎과 종려나무의 껍질을 같은 양으로 갈아서 가루를 내고, 따끈한 술이나 물에 타서 1회 8g 정도를 식간에 복용한다. 이틀 간을 계속하면 효과가 있다.

● 타박상으로 인한 출혈에는 불에 그을린 매실을 태워, 재를 만들어 상처에 바르면 효과가 있다.

● 배가 붓고 아플 때는 매실 14개를 삶아, 그 국물을 천천히 마신다.

● 어린이의 두창에는 매실을 태워 재로 만들어서 진물이 있으면 그대로 바르고, 없으면 참기름에다 개어서 바른다.

17. 모과

● 각종의 창(瘡)에는 모과 잎을 찧어서 발라 주면 효과가 있다.

● 천식에는 모과 잎을 삶은 물을 여러 차례 마시면 곧 좋아진

다.

● 신경통과 각기병에는 모과 1개를 썰어 편으로 만들어, 3홉의 청주에 달인 즙을 복용하면 좋다. 여기에 우유를 조금 타서 먹으면, 젖을 많게 한다.

● 배꼽 밑의 아랫배가 아프면 모과를 서너 조각 썰어서, 큰 대추 3개와 뽕잎 7장을 같이 넣고 삶아서 그 국물을 복용한다. 이 때 무쇠로 된 칼로 썰면 안되며, 1회 복용으로 효과가 없으면 재차 복용하면 반드시 낫는다.

● 손발의 뼈나 근육이 삐어서 아플 경우는, 모과를 썰어서 같은 양의 청주에 넣어 삶은 다음에, 곱게 찧어서 따뜻하게 환부에 붙여 준다. 식으면 뜨거운 것으로 바꿔 주고, 1일에 3회를 붙이면 효력이 뛰어난다. 허리 삔 데 처방으로도 상당히 좋다.

18. 무

● 연탄 가스 중독에는 생 무 즙을 만들어 먹인다. 위장병이 있는 사람이면 생강즙을 조금 넣어서 먹인다. 그러나 이보다 먼저 통풍이 잘 되는 장소로 급히 옮겨, 이불을 덮어 체온이 내려가지 않도록 해야 함은 다 아는 사실이다.

● 발의 악취나 낭습증에는 무를 숭덩숭덩 썰어서 물에다 끓인 다음, 소금을 타서 몇 차례 씻으면 된다.

딸꾹질과 위산과다증에는 생무의 즙과 청주를 각각 1컵씩 섞은 다음, 여기에 생강즙을 조금 타서 식후마다 복용하면 좋으며, 특히 장기적인 복용은 매우 효과가 크다.

● 노인의 해소나 소화 불량에는, 무씨를 볶아 노랗게 가루를

만든 다음, 꿀에 개어서 녹두알 크기의 환약을 빚는다. 이것을 1회 30~50알씩 1일 3~5회 복용하되, 입에 넣어 녹여서 넘기는 것이 가장 좋다.

● 당뇨병으로 갈증이 심할 경우에, 생 무로 즙을 내어 조금씩 자주 마시면 효력이 상당하다. 그러나 만약 이 즙을 마신 뒤에 위가 쓰리면, 속히 밥물이나 우유를 1컵 마신다.

● 음주로 인한 토혈(吐血)은 무즙 1그릇에 소금을 약간 쳐서 마시면 즉시 멎는다.

● 종아리 부분의 종기에는 흰 무를 껍질만 벗겨서 물에 삶아, 이것을 식힌 다음 환부에 붙이는데, 1일 4번 정도 교환해 주면 즉시 낫는다. 종기의 증상이 심하면 1주일 정도 계속한다.

19. 미나리

● 각종 황달병에는 중국 미나리 300g의 즙을 1일 3회 식후마다 마시는데 하루는 생즙, 하루는 끓여서 뜨겁게 하여 마신다. 물미나리도 사용할 수 있지만, 이 경우는 양을 배로 늘려야 한다.

● 월경이 미리 나오거나 빛깔이 자주색일 경우는, 중국 미나리 한 묶음을 썰어 넣고 2사발의 물을 부어 삶는다. 물이 $1/3$로 줄어들면 하루에 3회씩 식전마다 누워서 마신다. 중국 미나리가 없으면 물미나리를 2배로 사용한다.

● 부인의 하혈(下血)과 오색대하증(五色帶下症)의 치료에는 미나리 삶은 물을 1일 3회 식전에 찻잔으로 1잔씩 마신다.

● 소변에 피가 나올 때는 미나리의 즙을 만들어, 식간 찻잔으로 1잔씩 3회 복용하면 효력이 있다.

● 음주 후에 열이 나고 머리가 아플 경우에는, 미나리와 당근의 즙을 각각 반잔씩 내어 같이 마시면 즉시 해열이 된다.
● 설사와 구토는 미나리 삶은 물을 수시로 마시면 멎는다.
● 고혈압·심장열병·위장병이 악화되었다면, 생 미나리의 즙을 1회에 찻잔으로 1잔씩 하루에 3~5회 계속 복용한다.

20. 밀

● 파상풍의 치료는 밀과 볶은 소금을 각각 1줌씩 섞어 가루를 낸 다음, 물로 개어서 바르면 매우 좋은 효과를 얻을 수 있다.
● 게에 의한 식중독은 밀 싹을 조금 삶아서, 그 물을 몇 차례 복용하면 풀린다.
● 대부분의 황달병에는 밀 싹의 즙을 만들어, 하루에 3회씩 식간에 찻잔으로 1잔을 장기적으로 마시면 좋은 효과를 얻는다.
● 발의 물집에는 밀을 잘 찧어서 물로 갠 다음, 두텁게 붙여두면 없어진다. 밀가루를 사용해도 괜찮다.
● 여러 종류의 부스럼에는 밀을 태워 검은 가루를 낸 다음, 참기름에 개어서 바르면 좋다.
● 임질에는 밀 1되·통초(通草) 8g·물 3되를 끓여서, 물이 1되 정도가 되도록 삶는다. 이 약즙을 날마다 3~5회 식전에 복용하면 효과가 있다.
● 식은땀이 계속되면 물 위에 뜨는 밀을 100g 정도 볶아서 가루를 만들어 복용한다. 또 다른 처방은 밀 껍질을 노랗게 볶은 다음, 밥물에다 10g씩 먹어도 효과가 좋다. 이러한 것은 유별나게 땀이 많은 사람에게도 좋다.

● 유방의 종기 또는 아프고 굳게 뭉쳤을 경우에, 밀을 볶아 노란 가루를 내어 이것을 식초로 죽을 쑤어 두텁게 그 부위에 바르면 좋다.

21. 밤

● 하혈(下血)과 토혈(吐血)에는 밤의 겉껍질을 태워 잿가루로 만든 다음에, 밥물로 날마다 3회 복용한다. 1회에 8g 정도씩 복용하되, 토혈은 식후, 하혈은 식전에 복용하도록 한다.

● 설사에는 구운 밤을 20~35개 먹든지, 껍질을 벗긴 밤 7개와 흰콩 한 숟갈(찻숟갈로)을 3사발의 물에 넣고 달이다가 물이 반으로 줄었을 때, 몇 차례로 나누어서 복용하면 멎게 된다. 이 때 설탕을 약간 넣어도 좋다.

● 신장이 약하고 허리와 다리가 힘이 없으면, 10개의 생밤을 장기 복용하여 효과를 얻도록 한다.

● 도끼나 칼 등의 연장에 의한 외상에는 생밤을 찧어 바르면 좋다.

● 고기의 뼈가 목구멍에 걸려서 내려가지 않으면, 밤의 속껍질을 태워 연한 가루를 낸 다음 볼펜대나 대롱 등으로 불어넣으면 얼마 후에 통한다.

22. 배

● 가래와 기침의 제거에는 배와 생강의 즙에 배갈 3잔과 흰 꿀 2잔을 약그릇에 넣어 달이다가, 이것이 끈끈하게 되었을 무렵에 인삼 5g · 패모 12g · 백출 5g을 넣어 저은 다음, 고약처럼 개어서

병에 담아두고 하루 3회씩 끓인 물에 1순갈 타서 복용하면 매우 좋은 효과를 얻는다.

● 목이 쉬어 소리가 나지 않으면 배 즙을 만들어 수 차례 마시면 풀린다.

● 뜨거운 물이나 불에 데었을 경우에는, 배를 썰어서 붙이고 자주 바꾸어 주면 통증이 훨씬 적어진다.

● 어린이의 배가 냉하고 아플 때는, 배나무 잎 삶은 물을 마시게 한다.

● 풍열에서 오는 치통은 배의 씨와 속심을 파내고, 거기에다 얼음사탕을 채워 두 사발의 물을 부어 달이는데, 물이 반으로 줄어들면 수시로 복용한다. 이틀 이내로 효험이 있을 것이다.

● 요도의 염통(炎痛)은 배나무 잎 1묶음을 물 한 사발로 달여, 반으로 줄었을 때에 복용하되, 식전에 모두 다 마신다. 하루에 3회 복용하면 효과가 빠르다.

23. 배추

● 탈모증이 있으면 배추씨로 기름을 짜서, 계속해서 바르면 모발이 빠지지 않고 빠진 곳은 모발이 난다.

● 손과 발의 열이 심하면, 항상 배추 즙을 마신다.

● 변비에는 배추 잎으로 즙을 내어 식간마다 1잔씩 장기 복용하면 좋다.

● 술이 너무 취해서 깨지 못하면 배추 즙을 먹이든지, 씨를 찧어 냉수로 복용시키면 금방 깨어난다.

● 종기가 곪기 시작하면, 배추를 찧어서 발라주면 좋다.

24. 보리

● 임질에는 12g 정도의 보리에 물 2사발을 붓고 끓이다가, 물이 반으로 줄면 생강즙 1컵과 꿀 1숟갈을 타서 한꺼번에 모두 마시는데, 하루에 3회씩 식전에 복용하면 효과가 좋다.

● 소변이 나오지 않을 때는 묵은 보릿짚을 진하게 삶아, 그 물을 자주 마시게 되면 금방 통한다.

● 식욕 부진과 위장의 허약 증세에는, 보리를 볶아 가루로 만들어서 따끈한 물로 8g 정도를 복용한다. 1일 3회 식간에 복용하는데, 장기적으로 계속하면 그 효과가 상당히 좋다.

● 황달병으로 얼굴을 비롯해서 온 몸이 누런 사람은, 보리의 싹을 많이 찧어서 즙을 만들고, 1일 3회 식간마다 1잔씩 복용하면 좋다.

● 대·소변 때의 하혈 또는 자궁 하혈이 있는 사람은, 보릿짚을 태워 생긴 잿가루 40g과 말린 매실 3개에 물 2사발을 부어 끓이다가, 물이 반으로 줄면 복용한다. 1일 3회 식전에 마신다.

● 겨울철에 피부가 건조되고 얼굴과 수족이 틀 때는, 보리 싹을 삶아 그 물로 자주 씻으면 효과를 얻는다.

25. 복숭아

● 부인의 오색대하가 계속될 때는, 복숭아씨를 숯불에 태워 가루를 내어 따끈한 물이나 청주에 타서 1일 3회 식간마다 복용한다. 한 번에 8g 정도이다. 이 처방은 월경이 맞지 않을 경우에도 좋다.

● 산후나 임신 중에 음부가 가려울 때는, 복숭아씨를 많이 찧어 참기름에 개어서 탈지면에 얇게 묻힌 다음, 질 속으로 삽입하

는데 주야로 교환해 주면 좋은 효과를 얻는다.

● 비듬 제거에는 복숭아 꽃봉오리를 채취하여 그늘에 말린 것과 빨간 오디 말린 것을 반반씩 섞어 돼지기름에 개어 바르면 좋다. 또한 따뜻한 술로 하루에 한두 번 복용하면 더욱 효과를 얻게 되는데, 이 경우에는 1회 5g 정도 복용한다.

● 치질에는 복숭아 가지를 삶아, 그 물로 자주 씻으면 좋다.

● 치통에 의해서 볼이 부으면, 복숭아나무·뽕나무·버드나무의 백피(白皮)를 같은 비율로 넣어 삶은 다음, 여기에 약간의 청주를 타서 몇 차례 양치질을 함과 동시에, 이 약물을 부어 있는 부위에 자주 바르면 효과가 있다.

● 광견에 물렸을 경우에는 복숭아나무의 백피를 찧어 상처에 바르고, 또한 백피를 삶은 물을 마신다.

● 버짐에는 복숭아 잎으로 즙을 내어 바르든지, 껍질을 가루로 만들어 식초에 개어서 발라 주어도 좋다.

● 입술이 마르고 갈라지는 데는 복숭아씨를 가루 내어, 돼지기름에 개어서 바르면 좋은 효과를 얻는다.

● 남자의 음경이 붓고 아프거나 가려울 때는, 껍질이 있는 복숭아씨를 노랗게 볶아 참기름에 개어서 부위에 발라주면 된다. 습진에는 가루를 그대로 바르면 된다.

● 위경련 또는 갑자기 가슴이 아플 경우, 껍질을 벗긴 복숭아씨 40g을 찧어서 쌀을 넣어 묽은 죽을 쑤어 먹으면 좋다.

● 발에 종기가 나면 복숭아꽃이나 잎을 채취하여 소금을 약간 넣고 찧은 다음, 식초를 몇 방울 타서 바르면 된다.

● 코 안이 헐어 아프면 복숭아 잎을 찧어 대추알 정도로 해서

코 속에 넣으면 효과를 얻는다.
● 대변이나 소변의 불통에는 복숭아 잎으로 즙을 만들어 1일 3회 찻잔으로 반 잔씩 복용하면 통한다. 동절기에는 껍질을 삶아 그 물을 복용하면 된다.

26. 뽕나무·오디

● 소아의 단독(丹毒-몸에 난 붉은 점)은, 뽕나무의 백피(白皮) 1근을 물 1되에 삶아 물이 반으로 줄면, 그 물을 자주 먹인다.
● 대머리의 예방과 치료는 오디의 즙을 내어 자주 바르면 좋다.
● 각종 피부병에는 서리가 내린 후의 뽕잎 1근에다 쑥잎 ¼근을 섞어 삶고, 그 물에 전신을 담그고 목욕한다. 이 처방을 장기간 계속하면 풍을 없애고, 신경통도 치료할 수 있다.
● 산후의 하혈(下血)에는 뽕나무 껍질 75g을 노랗게 볶아서 삶고, 이 물을 날마다 차 마시듯 복용한다.
● 무좀에는 뽕잎 말린 것 8g을 2되의 물로 삶아 물이 3사발 정도가 되게 하여, 하루 3회를 복용하고 나머지 물로는 발을 씻는다. 물은 따뜻하게 해서 쓴다. 4일 정도를 이렇게 하면 효과를 얻게 된다.
● 몸이 붓고 소변이 통하지 않으면, 뽕나무 가지 1근을 채취하여 팥 1되와 함께 7되의 물에 넣고 삶는다. 물이 3되 정도가 되면 퍼내서 자주 마신다.
● 변비 중에는 오디 말린 것 100g(신선한 것은 40g)을 삶아 놓고, 열매와 국물을 아침, 저녁으로 복용한다. 장복하면 묵은 변비

중에도 효과가 좋다.

● 어린이의 몸에서 열이 나면 속히 싱싱한 뽕잎과 오디 및 뽕나무 껍질을 2~3근 채취하여, 많은 물을 부어 삶아서 이 물을 몇 차례 먹인다. 이 처방은 대변이 굳고 소변이 노란 경우와 불면증 등에도 잘 듣는다.

27. 사과

● 가래톳에는 사과를 송두리째 으깨어 식초를 타서, 식간마다 바르면 좋다.

● 두통이나 불면에는 사과 1개를 식후마다 껍질째 먹으면 된다. 장기적인 복용이 효력을 본다.

● 이질에는 완전히 익지 않은 사과 10개를 2되의 물에 삶아서 반으로 줄면 자주 마시면 좋다.

● 회충·요충·십이지장충의 구제에는, 동향(東向)한 사과나무 뿌리를 노랗게 볶아 가루로 만든 다음 어른은 8g을 청주에 타서 복용하고, 아이는 4g을 물에 타서 복용한다. 단 술과 물은 따끈해야 하고 식전에 복용해야 한다.

● 식체와 구토 및 설사에는 사과를 깨끗이 씻어 껍질째 얇게 썬 다음, 20도 정도의 소금물에 7시간을 담가 두었다가 꺼내어 즙을 낸다. 이 즙을 수시로 1잔씩 마시면 효과가 좋다. 이 처방은 위장의 허약을 막고, 변비에도 또한 잘 듣는다.

28. 살구

● 기관지 천식에는 살구씨와 복숭아씨를 각각 1되씩 준비하여

껍질을 벗긴 다음, 볶아서 가루를 낸다. 이때 보릿가루를 함께 넣어 꿀에다 개어서 녹두알 정도의 환약을 빚고, 생강차에 꿀을 조금 탄 것으로 식 후 20알씩 복용하면 효과가 크다.

● 음부의 부스럼에는 살구씨를 껍질째 태워 가루를 만들고, 이 것을 참기름에 개어서 탈지면에 발라 삽입하는데, 몇 차례 갈아 끼우면 낫는다.

● 어린이의 두창(頭瘡)에는 살구씨를 까맣게 태운 가루를 발라 주되, 진물이 있으며 가루를 그냥 바르고, 진물이 없으면 참기름에 개어서 바른다.

● 온 몸이 부었을 경우에는 살구 잎을 많이 채취해서 진하게 삶아 하루에 서너 차례씩 씻고, 1잔씩 복용하면 효력을 얻게 된다.

● 코의 종기는 살구씨로 만든 가루를 사람의 젖에 개어서 바르면 낫는다.

● 개고기로 인한 식중독이나 급체에는, 껍질을 벗긴 살구씨 600g에 3ℓ의 물을 부어 끓이다가, 물이 ⅓정도로 줄었을 때 3회로 나누어 먹으면 좋다. 듣지 않으면 재복용이 필요하다.

● 천식으로 오는 수종(水腫)의 치료는 껍질을 벗긴 살구씨를 볶아 노란 가루를 내고, 이 가루와 쌀을 섞어 죽을 쑤어 먹는다. 섞는 비율은 가루 1에 쌀 2의 양이며, 복용은 아침과 저녁의 식전이 좋다.

● 개한테 물려 헌 데에는 살구씨를 입으로 씹어서 그대로 바르면 좋다.

● 미용을 위해서는 살구꽃과 복숭아꽃을 말린 후에 가루를 내고 1일 3회 식간에 8g씩 복용하면 얼굴이 아름다워진다. 또는 이

꽃가루 12g을 삶은 물을 사용해서 세수를 하면 얼굴이 깨끗하게 고와진다.

29. 삼

● 심한 갈증에는 껍질 벗긴 삼씨를 삶아, 자주 마시면 좋다. 이 처방은 당뇨병의 예방과 치료에도 좋다.

● 3개월 이상 된 월경 불통에는 껍질 벗긴 삼씨 2되와 복숭아 씨 75g을 잘 으깨어서 뜨거운 술에 (배갈이나 소주) 담가 하루 정도 두었다가, 이 술을 1일 3회 식전에 소주 잔으로 1잔씩 복용하면 효력이 좋다. 술을 하지 못하면 온수로 복용해도 무방하다.

● 요통과 사지 마비에는 동절기의 삼씨 300g을 곱게 으깨어서 2되의 물을 붓고 즙을 낸 다음, 이 즙에 적당 양의 쌀을 넣어 죽을 쑤어 파와 후추가루 및 소금의 양념을 치고 1일 3회 식간에 1사발씩 복용하면 좋다. 풍습종창(風濕腫瘡)에도 이 처방의 장기 복용으로 좋은 효과를 얻을 수 있다.

● 위장 질환과 각종 신경통에는 껍질 벗긴 삼씨와 검은콩을 2와 1의 비율로 섞어 은근한 불에 볶아서 고운 가루를 만들고, 이 가루를 꿀에 개어서 녹두알 정도의 환약을 만드는데 이것을 1일 3회 온수로 50알씩 장기복용하면, 기력을 돕고 대소변을 이롭게 하며 건강 장수에 효과가 있다.

30. 상추

● 남녀 음부의 종기에는 상추씨 1홉을 가루 내어 물 3홉을 부어 끓이다가, 물이 1홉 정도로 줄었을 때 복용하되 효과가 없으면

재복용한다. 또는 그 물로 부위를 씻어도 된다.

● 귀에 벌레가 들어가면 상추 즙을 짜서 귓속에 떨어뜨리면 금방 나온다.

● 눈에 빨간 핏발이 서서 오래도록 풀리지 않을 경우는, 상추 잎으로 즙을 내서 1회 한 찻잔씩 3회 복용하면 풀린다. 그러나 설사중인 사람은 피한다.

● 술에 만취하여 빨리 깨어나지 못하면, 상추의 즙을 마시게 한다.

● 혈뇨(血尿)나 자궁 출혈 및 배변시의 하혈에는, 상추씨나 줄기를 한 줌 찧어 배꼽에 붙이면 효과가 좋다. 이 처방은 소변 불통에도 효과가 있다.

● 누런 치아를 희게 하려면 상추(뿌리도 포함)를 말려 가루로 만들어 두고, 아침, 저녁으로 양치질할 때 치약과 함께 조금씩 사용하면 된다.

31. 생강

● 산후의 혈체(血滯)와 하복통에는 생강으로 차를 달여 소주에 타서 마시면 효과가 있다.

● 육류나 어패류에 의한 급체에는 생강 잎을 삶은 물을 수시로 마시면 풀린다. 이 때 설탕을 조금 넣어도 무방하다.

● 코피가 날 경우는 마른 생강의 껍질을 벗긴 다음, 콧구멍에 맞게 만들어 불에다 태워서 코에 넣어주면 멎게 된다.

● 월경시의 복통이나 사지가 찬 여성은 날마다 3회 식전에 생강차 1잔씩을 마시면 효과가 크다.

● 구토증에는 생강 75g과 식초 2홉을 사기 그릇에 넣어 끓인 후 자주 복용하면 좋다.
● 각종 식중독에는 생강의 즙을 내서 소금을 조금 넣어 1잔씩 자주 마시면 풀린다.
● 암내를 제거하려면 생강즙으로 수시로 겨드랑을 문지른다.
● 감기와 기침에는 생강즙 ½홉에 꿀을 1순갈(찻순갈) 넣고 약간 데워서 날마다 5회 정도 복용하면 좋다.
● 일사병으로 넘어진 사람에게는 속히 생강차에 약간의 소주를 타서 먹이면 효과가 있다.
● 남녀의 성교 뒤에 복통이 올 때는 소주에 생강차를 진하게 타서 뜨겁게 데워 마시면 된다.
● 소아의 경기나 간질에는 큰 덩어리의 생강을 썰어 12g 정도의 명반에 샌드위치 식으로 재어서 헝겊으로 꼬옥 묶은 다음, 진흙으로 싸서 숯불에 굽는다. 식은 다음에 흙을 떼어버리고 생강과 명반을 2분 정도 끓인 물로 복용하면 효과가 있다. 복용 법은 1일 3회 식간에 복용한다. 이 처방은 열병과 담을 없애는 데도 특효가 있다.
● 국부가 가려울 경우에는 생강을 썰어 소주에 담갔다가 붙이면 된다.
● 충치와 풍치는 40g의 생강을 벽돌 위에 놓고 구워 말린 뒤에 7g의 맥반을 섞어 가루로 만들어 바르면 좋다.
● 치루에는 생강을 굵게 썰어 맥반가루를 발라 불에 구워 다시 말린 후에, 이것을 빻아 가루 내어 참기름에 개어 바르면 효과가 좋다.

32. 석류

● 남성의 조루증·몽정·유정 등에는 신 석류 껍질을 노랗게 구운 다음, 곱게 가루로 만들어, 아침과 저녁의 식간에 끓인 물로 12g씩 복용한다. 이 2회 중에서 1회는 술을 넣고, 1회는 소금을 넣어 복용하면 좋다. 장기적인 복용으로 효력이 생기면 중단하도록 한다.

● 여성의 월경이 불통하면 동쪽으로 뻗은 석류나무의 뿌리를 잘라서 볶아 말린 후, 여기에 물을 넣고 삶아 진한 즙을 만들고 1일 3회 식전에 1잔씩 복용한다. 이 처방은 촌충 구제에도 좋다.

● 오래된 이질과 설사 및 소변 불통에는 석류 ½개를 찧어 삶은 물에다, 석류 1개를 까맣게 태운 재 가루를 타서 복용하되, 듣지 않으면 재복용한다.

● 여성의 월경량이 과다한 경우는 나무에서 말라 떨어지지 않는 석류를 2개 정도 채취하여, 이것을 으깨어 물 3사발을 부어 달이다가 물이 반으로 줄면 3분하고, 이 물을 3회 식전에 복용한다. 5일 정도 계속하면 효력을 얻는다.

● 구창(口瘡)이나 치통에는 석류 껍질 또는 뿌리의 껍질을 태운 재 가루로 양치질을 하면 좋다.

● 각종 상처의 지혈을 위해서는 석류꽃 1근(마른 것은 반근)에 생석회 반근을 섞어 물에다 갠 다음에 그늘에서 말린다. 이것을 가루로 만들어 두고 상처에 조금씩 바르면 금방 지혈이 된다.

● 토혈(吐血)과 코피에는 석류꽃 2개를 물에 삶아 마시면 멎는다. 또는 이 석류꽃을 구워서 말린 다음, 곱게 가루를 만들어 코 속에 넣으면 코피가 멎고, 이 가루를 12g씩 따끈한 물로 복용해도

토혈이 멎게 된다.

33. 수박

● 술독에는 수박 껍질 말린 것을 달여서 그 물을 수시로 마시면 풀린다. 이 처방은 대변이 건조한 경우에도 좋다. 물론 술독이나 대변이 건조한 경우의 계절이 여름이면, 수박을 많이 먹으면 된다.

● 소변 불통의 경우, 익은 수박을 썰지 말고 소금을 약간 섞어서 찧어 즙을 만들어 하루에 3회 식간마다 1잔씩 마신다. 초여름에서 가을 까지 할 수가 있다.

● 기침과 가래 및 기관지염에는 12g의 껍질 벗긴 수박씨와 얼음사탕 4g을 함께 으깨어서 끓인 물 1잔으로 하루 3~5회 복용하면 된다. 한 달 이상의 장기 복용을 하고 나면 그 효력이 대단함을 알 수가 있으며, 이 처방은 폐병과 원기부족에도 좋다. 또한 건강한 사람의 복용은 보혈제로 효과가 크다.

● 신장염과 수종병(水腫病)에는 수박 껍질 말린 것 40g과 띠의 뿌리(백모근=白茅根) 60g에 약 5홉의 물을 부어 달이다가, 반으로 줄면 복용하는데 1일 3회 식전에 복용한다. 또한 수박 껍질 생것을 삶아 그 물을 수시로 마셔도 신장염의 보조 치료가 된다.

● 허리가 삐었을 경우에는 수박 껍질을 말려 가루를 만들어, 온수에 소금과 술을 조금씩 넣고 가루 12g 정도를 타서 1일 3회 식간마다 복용하면 좋다.

● 토혈과 하혈이 있는 사람은 수박씨 껍질 1스푼에다 2사발의 물을 부어 달인 후, 물이 1사발이 되었을 때 복용하되, 토혈은 식

후에 하혈은 식전에 복용한다. 또한 증세가 경한 사람은 1일 2회, 중한 사람은 1일 3회로 장기 복용하고, 효력이 있으면 복용을 중지해야 된다.

34. 수수

● 위장 통증에는 수수쌀을 씻은 뜨물을 받아 따끈히 데워 마신다. 하루에 6회 정도를 마시고, 1회의 양은 마실 수 있는 만큼이다.

● 구역질을 하고 토하는 경우에는, 1순갈(큰것)의 수수가루를 찬 우물물로 복용하면 2~3회 정도로 멎는다.

● 위장의 쇠약과 식은 땀에는 염소 다리 하나를 구입하여 뼈와 발톱을 없애고, 잘게 썰어서 삶은 다음에 적당 양의 수수쌀을 넣어 죽을 쑨다. 이 죽을 보중익기죽(補中益氣粥)이라고 하는데, 여기에 파나 소금을 넣어 양념을 해서 아침과 저녁 2회로 1사발씩 복용하면, 원기가 크게 왕성해지고 병도 치료된다.

● 난산에는 말린 수수 뿌리를 태워 가루를 만든 다음, 따끈한 술로 이 가루 8g씩 1일 3회 복용하면 좋다.

● 동창을 비롯한 각종 창이 곪은 데는, 수수가루를 까맣게 볶아 계란의 흰자위를 개어서, 창(瘡)의 부위에 발라주고 마르면 교체해 준다. 이 처방은 상당한 효험이 있다.

35. 쌀·벼

● 유정(遺精)에는 뜨거운 밥물에 8g의 백복령(白茯苓) 가루를 타서 아침 식전과 저녁 자기 전에 복용하면 좋고, 장기 복용하면

효력이 매우 좋다.

● 식은땀이 심하면 벼 뿌리의 슡(털) 1묶음과 대추 10개를 삶아, 그 물을 수시로 차 마시듯 복용하면 효과가 있다.

● 소아의 각종 창(瘡)에는 쌀을 곱게 씹어 부위에 발라주면 좋다.

● 습관성 유산(流産)의 치료 또는 방지를 위해서는, 잉태한 후에 곧장 3잔의 쌀에 황기 200~250g을 넣어 죽을 쑨 다음에, 이 죽을 1일 3회 복용한다. 4주간 계속 복용하면 그 효과는 확실하다.

● 남성의 조루증과 여성의 대하증을 방지·치료하려면, 쌀과 율무쌀을 반반으로 넣고 죽을 쑨다. 이 죽을 정력보강죽이라 하며, 아침 식전에 1그릇 저녁 잠자기 전에 1그릇씩 장기 복용하면 효과가 있으며, 또한 이 처방은 심기보강(心氣補强)·신장 강화·양기 증가는 물론 눈과 귀가 맑아지기도 한다.

● 소아가 젖을 토할 경우에는 쌀 7알을 새까맣게 태워 가루 내어, 물과 젖을 각각 반 컵씩 붓고 달여 여러 번 먹이면 된다. 심하게 토하는 소아는 쌀알의 양을 2배(14개) 또는 3배(21개)로 해서 만들어야 한다.

● 잦은 코피에는 쌀을 씻어 처음 물은 버리고, 조금의 물을 부어 씻은 두 번째 뜨물을 큰잔에 받아 꿀 1순갈이나 무 즙 1순갈을 넣어서 복용한다. 1일 2회씩 장기복용하면 좋다.

● 토혈에는 쌀을 힘주어 씻은 진한 뜨물 1사발을 마시면 된다. 듣지 않으면 반복해서 복용한다.

36. 쑥

● 산모의 대변 하혈이나 산후의 복통에는 쑥 잎 1묶음과 생강 5조각을 달여 농즙을 만들어 2~3회 복용하면 낫게 된다.

● 감기로 인한 열이나 오한에는 75g의 쑥잎에다 5조각의 생강과 2사발의 물을 부어 끓이다가, 물이 반이 되면 한꺼번에 복용한다. 곧 땀이 나고 낫게 될 것이다.

● 월경 불순이 습관성인 여성은 쑥 잎과 당귀(當歸) 등을 같은 비율로 가루를 내고, 이것을 꿀에 개어 녹두알 크기의 환약을 만들어 아침, 저녁으로 복용하되, 아침에는 공복에 연한 소금물로 50알, 잠자기 전에는 약한 술로 50알씩 복용한다.

● 오래된 이질에는 쑥 잎 1묶음과 귤껍질 1묶음에 약간의 소금과 3사발의 물을 부어 끓이다가, 물이 ⅓로 줄면 3등분하여 매 식간에 복용하면 상당히 좋은 효과가 있다.

● 소아의 피부병을 예방하기 위해서는, 쑥 잎을 온수에 조금 넣어서 목욕시키면 된다. 뽕잎도 역시 좋다.

● 토혈과 하혈에는 주먹 크기의 쑥 덩어리 2개에 3사발의 물을 부어 달이다가, 물이 반으로 줄었을 때 1일 3회 복용하면 효과가 있다.

● 눈의 충혈이 풀리지 않으면 쑥 잎을 태워 연기를 내고, 여기에 빈 사발을 덮어서 그을음이 모이게 한 다음, 이 사발에 뜨거운 물을 부어 서너 번 저어서 풀리게 하고, 이 검은 물을 탈지면에 묻혀서 눈을 씻어주면 된다.

● 음부의 각종 병에는 쑥 잎·흰 국화·석류 껍질을 말려 같은 비율의 가루로 만들어, 이 가루를 꿀에다 개어 대추알 크기의 환

약을 빚어, 탈지면에 2개를 싸서 오후 1~2시경에 음부 속에 삽입하고 7~8시쯤에 씻으면 된다. 이 처방은 음강(陰腔)의 축소 작용에도 신통하다.

● 여성의 월경이 과다한 경우에는, 쑥 잎을 식초에 볶아 12g 정도로 해서 1사발의 물로 달이다가 물이 반으로 줄면, 이 물로 계란 노른자 2개를 식전에 복용한다. 이렇게 1일 3회로 5일 간을 복용하고 다음달 월경시에 확인하여 효과를 얻지 못했으면, 이 방법으로 재복용해야 한다.

● 각종 풍습(風濕)·개선·종양(腫瘍) 등에는 쑥잎과 뽕잎을 같은 비율로 넣어 삶고, 그 물에 목욕을 하면 치료가 된다. 여기에 유황을 조금 타서 목욕하면 효과가 더욱 좋아진다.

37. 앵두

● 조루증과 유정(遺精)의 남성은 완숙한 앵두와 소주를 1대 2의 비율로 섞어 앵두 주를 만든다. 1개월 이상 지난 후에 1일 3회 식간에 1잔씩 장기 복용하면 효력이 좋다.

● 독사에 물렸을 때는 앵두 잎을 찧어 즙을 만들어 찻잔으로 1잔씩을 1일에 서너 차례 복용하고, 동향(東向)한 앵두나무 뿌리를 찧어서 환부에 붙이고 1일 3회 정도로 교환해 주면 된다.

● 촌충에는 앵두나무의 뿌리를 물에 삶아, 그 물을 식전에 따뜻하게 데워서 5일 정도 복용하면 완전히 구제된다.

● 얼굴의 각종 창을 없애고 피부를 곱게 하려면 완숙한 앵두를 많이 채취하여 용기에 담아 밀봉한 후에 땅을 파고 6개월 이상을 묻어 둔다. 이렇게 하면 앵두가 녹아서 담홍색의 깨끗한 물이 되

는데, 이 물을 얼굴에 바른다. 이 물은 오래 둘수록 효력을 증가시킨다.

● 설사와 이질의 치료에는 앵두를 구워 말린 후, 이것을 가루 내어 1일 3회 식전에 밥물로서 8~12g씩 복용하면, 5회 이내로 효험이 생긴다.

38. 완두콩

● 소아의 피부병을 예방하려면 완두 삶은 물로 목욕을 시키면 좋다.

● 소아와 노인의 습관성 설사에는 완두를 삶아 죽을 쑤어서 식전마다 찻잔으로 1잔씩 복용하면 좋다. 설탕을 약간 넣어도 좋으며, 이 처방은 장 질환이나 대변부실에도 잘 듣는다.

● 기혈(氣血)이 몹시 허한 사람이나 노인들의 보약으로는 완두를 염소 고기와 함께 삶아서 먹는 것이 좋다. 양념을 약간 가미해도 좋으며, 이것은 위를 튼튼히 하고 장을 강하게 하는 한편, 양기를 돕는 효력이 있다.

● 폐병과 토혈에는 완두와 약콩의 꽃을 같은 양으로 삶아 차 마시듯 수시로 마시면 좋다.

39. 은행

● 어린이의 야뇨증(夜尿症)에는 껍질 벗긴 은행 10개를 구워서 먹이면 좋다.

● 기침이 심하면 껍질을 벗긴 은행 14개에 설탕과 물을 약간 넣어 삶은 다음, 그 물과 은행을 함께 복용하면 좋아진다. 1일 2회

복용하면 되고, 이 처방은 앞의 것과 더불어 소아의 야뇨증에 잘 듣는다.

● 고질화된 임질에는 안팎의 껍질을 모두 벗긴 은행을 적당한 물로서 삶아, 물이 반이 된 후에 은행과 함께 복용하되, 1일 3회의 식간마다 장복하면 확실히 효과가 있다.

● 여성의 백 대하증에는 달걀 1개에다 구멍을 내고 껍질을 벗긴 은행을 2개 넣어 쪄서 먹으면 좋다. 1일 3회의 식후마다 먹고 3일을 먹으면 된다.

● 유정(遺精)과 조루증에는 껍질 벗긴 은행 20개를 2사발의 소주에 삶아서 장기 복용하면 효력이 있다.

● 음모(陰毛)나 눈썹에 충이 생겨 가려울 때는, 은행 껍질을 씹어 모공(毛孔)에 문지르거나 발라 주면 낫는다.

● 가래·기침·천식의 치료에는 은행의 살 14개 분을 토기에 넣고 약간의 설탕을 가미하여 끓인 다음, 마시면 효력이 있다. 이 처방은 보신보양(補腎補陽)에 좋고 몽정과 조루의 방지는 물론, 폐부의 보약으로도 효력이 있다.

● 매독이나 그로 인한 부스럼에는 은행 껍질을 찧은 것을 발라 주면 좋다.

40. 자두

● 독이 있는 벌레에 물렸을 때에는, 자두씨를 껍질째 찧어서 환부에 바르면 좋아진다.

● 더위를 먹어 속이 답답하고 코와 입이 마르면, 자두나무 뿌리의 속껍질을 물에 삶아, 그 물을 수시로 마시면 좋다.

● 충치나 풍치로 인한 통증에는 자두나무의 껍질을 달여서, 그 물로 이빨을 닦으면 효과가 있다.

● 각기병·가려움증·습종(부스럼) 등에는 자두나무 뿌리의 속껍질을 삶은 물에, 소금을 약간 풀고 씻으면 효과가 있다.

● 심한 독창(毒瘡)이나 종통(腫痛)에는 자두 잎과 대추 잎을 같은 비율로 섞어 즙을 짜서 바르면 된다.

● 위를 튼튼히 하려면 자두 큰 것을 7일 동안 소금에 절여 두었다가, 햇볕에 말려 식사 때에 1개씩 먹으면 좋아지며, 이것은 숙취에도 좋다.

41. 죽순

● 중풍으로 인한 언어장애나 고혈압의 치료에는, 큰 청죽(靑竹)을 1자 정도로 잘라 마디의 구멍을 뚫어 대롱을 만들어서 난로 불에 세워 상하로 구우면 아래에서 진물이 나오게 된다. 이 즙을 용기에 받아서 복용하면 효험을 본다.

● 신장염에는 죽순과 옥수수 털(수염)을 같은 비율로 삶아 마시면 좋다. 이 처방은 소변 불순이나 수종(水腫)에도 잘 듣는다.

● 천식에는 죽순을 삶아 장기 복용하면 좋다. 이것은 식중독·고혈압·열성심약증에도 효과가 있다.

● 생 죽순 1관을 배갈 1말에 넣어 밀봉하여 죽순주를 담근다. 1개월 이상 지난 후에 식전이나 식후에 1잔씩 복용하면, 보혈제의 역할을 하고 소변이 순조롭고 풍습을 없애며 신경통과 반신불수·중풍을 예방하는 효력이 있다.

42. 찹쌀·찰벼

● 치질에는 찰벼의 짚을 태운 재를 삶아서, 그 물로 자주 씻으면 좋다.

● 각종 창종(瘡腫)에는 찹쌀을 태워 재를 만들고, 그 가루를 참기름에 개어서 바르면 낫는다.

● 각종 이질에는 찰밥을 노랗게 볶아 생강즙 1잔을 부어 다시 볶은 후, 가루로 만들어 1일 3회 식전에 복용한다. 1회 1숟갈씩 온수로 복용하고, 2~3일 계속하면 효과가 있다.

● 소갈증(消渴症)에는 찰벼 볶은 것과 뽕나무 뿌리의 속껍질을 같은 양으로 삶아, 그 물을 수시로 마시면 좋다.

● 황달병에는 가시 있는 찰벼의 이삭을 약간만 볶아서 가루를 내고, 8g 정도를 온수나 따끈한 청주로 1일 3회 식 간마다 복용하면 좋다.

● 치아를 희게 하려면 찹쌀의 겨를 태운 가루로 양치질하면 된다.

● 별다른 병이 없이 혈기가 허한 사람은, 돼지의 위(밥통) 속에 찹쌀을 가득 채우고 꿰맨 다음, 사기 그릇에 담고 물과 배갈을 1사발씩 부어 찜통에 넣어 10시간 이상을 찐다. 이것을 돌절구에 넣고 잘 찧어서 녹두알 정도의 환약을 만들어 놓고, 1일 3회 식간마다 따끈한 물로 50알씩 장기복용하면 효과가 매우 좋다.

43. 콩

● 신경쇠약증의 치료에는 깍지를 벗기지 않은 콩 반 되에다 돼지 골 1개와 천마 20g을 6사발의 물에 달이다가, 물이 반 정도로

줄면 이것을 3등분하여 1일 3회 식후에 복용하면 효력이 있다.

● 뜨거운 물이나 불에 데어 화상을 입었을 때는, 콩을 입으로 씹어 발라주고 1일 2~3회 교체해 주면 좋다. 심하여 진물이나 피가 나오면, 콩을 볶아 검게 태운 뒤 이것을 가루로 만들어서 발라주고, 이것을 바꾸어 줄 때는 부위를 참기름으로 씻은 후에 바른다.

● 산모의 젖이 부족할 경우는 콩과 양배추로 국을 끓여 먹으면 좋다.

● 위장이 허약하고 소화불량에는 1되의 콩을 노랗게 볶은 것과 계내금(鷄內金=닭의 소화기 속에 있는 얇고 노란 막) 반 근을 노랗게 볶은 것을 함께 가루로 만들어 1일 3회 식후에 1숟갈씩 복용하면 효과를 얻는다.

● 입이 마르고 혀가 타는 것 같고 목구멍이 아파 가래 뱉기가 힘이 들거나, 마음이 초조한 따위의 증세에는 콩나물 3~4근과 귤껍질 반 근을 삶은 다음, 그 물을 자주 마시면 좋다.

● 비듬이 많아 가렵거나 머리의 풍습(風濕)에는, 자기 전에 머리를 깨끗이 씻고 콩기름을 탈지면에 묻혀 서너 번 문지르면 된다.

● 신체 허약이나 병후, 산후의 쇠약한 사람에게는 식보탕(食補湯)을 복용시킨다. 만드는 법은 돼지 족발을 한 쌍 구하여 2홉의 콩과 같이 10사발의 물에 삶아, 물이 반이 되면 5사발의 물을 다시 부어서 끓이다가, 이 물이 반이 되었을 때 즙을 짜고 찌꺼기는 없앤다. 돼지족발 대신 닭발 10쌍을 써도 좋다. 이 즙을 1일 3회 식후에 소금을 약간 넣어 1사발씩 복용하면, 몸을 튼튼히 함은 물

론 각기병과 피부병의 예방도 되며, 여성들에게는 피부 미용에도 효과가 있다.

44. 토란

● 소변이 통하지 않으면, 3~4개의 토란을 썰어 물에 뜨는 밀 40g과 같이 삶아서, 그 물을 수시로 많이 마시면 된다.

● 어린이가 동전을 삼켰을 때의 구급으로는, 토란을 삶은 물을 실컷 마시게 해도 좋고, 생 토란의 즙을 내어 후추씨 한두 알과 같이 먹으면 된다.

● 벌에 쏘였을 경우에는 생 토란을 찧어서 바르되, 하루에 3회는 바꾸어 주어야 한다.

● 배변 때의 하혈은 토란 즙과 술을 같은 양으로 섞어, 1회에 1잔씩 서너 번 복용하면 효과가 있다.

● 어린이의 홍역에는 토란과 당근을 편으로 썰어서 삶고, 그 물을 자주 먹이면 효과가 빠르다. 이 처방은 해열과 제독 및 이뇨(利尿)에도 좋다.

45. 토마토

● 양기부족과 심장의 쇠약에는 쇠고기 반근과 10개의 토마토를 같이 삶아서, 식사할 때 부식으로 복용하면 효과가 있다. 물론 장기 복용함이 더욱 좋으며 약간의 양념을 곁들여도 무방하다.

● 고혈압에는 매일 3컵 이상의 토마토 쥬스를 복용하면 효과가 좋으며, 이것은 심장병이나 간염 등의 열성 병에도 좋다.

● 위산과소증(胃酸過少症)에는 식후마다 생 토마토를 1개씩 먹

으면 된다. 토마토 쥬스를 1컵씩 복용해도 좋다.

● 풍습성(風濕性)의 피부병에는 토마토의 뿌리·줄경·잎을 삶은 물에 수시로 몸을 씻고, 이 물을 조금씩 마시면 효력이 있다. 이 처방은 신경통에도 좋다.

46. 파

● 유방의 종기나 유방이 딴딴해서 통증이 있으면, 파뿌리 7개를 찧은 즙을 복용한다. 장복하면 효과가 좋아진다.

● 각종의 감기나 오한에는 파뿌리 껍질 벗긴 것 7개를 생강 75g을 잘게 썬 것과 함께 삶아서, 이 물을 한 사발 마시고 땀을 내면 된다.

● 국부(局部)의 신경통에는 파 흰 부분을 가늘게 썰어 식초를 조금 넣고 볶아서, 이것을 헝겊에 싸서 환부에 붙이면 된다.

● 각종의 이질에는 파 7뿌리를 썰어 여기에 2~3홉의 쌀을 넣어 죽을 쑨다. 밥을 대신해서 하루에 3회씩 수 일 간 복용하면 반드시 그 효력이 있다.

● 소변이 불통하면 파뿌리 3근 정도를 으깨어 볶은 후에, 2등분해서 주머니에 담아 아랫배에 붙인다.

● 뱃속에 가스가 차서 헛배가 부를 때는, 파뿌리 10개를 삶아서 그 물을 수시로 복용하면 된다.

● 성교 후에 배가 차고 아프면, 곧 파뿌리 3개를 찧어 따끈한 술로 복용하면 낫는다. 효과가 없으면 재복용한다.

● 치질에는 3~4개의 파뿌리를 끓여서, 이 김을 쐰 뒤 환부를 그 물로 씻는다. 자주 반복하면 효과 있다.

● 넘어져서 허리를 삐었거나 다쳤을 경우에는, 7개의 파뿌리와 소금 반 되를 함께 달구어서, 작은 자루 주머니에 넣고 이것을 환부에 붙이는데, 환부에는 미리 여러 겹의 수건이나 천을 둘러서 데지 않도록 하고 소금 주머니는 식으면 다시 뜨겁게 해주어야 한다. 이것은 반드시 효력이 있다.

47. 팥

● 혀의 출혈에는 팥 1되를 찧어 여기에 2되의 물을 붓고 줄여서 즙을 만든 다음 이것을 수시로 마시면 좋다.

● 육류로 인한 식중독에는 팥 1되를 까맣게 태운 다음에, 이것을 가루로 만들어서 12g씩 온수로 복용한다.

● 무좀에는 팥을 삶은 물로 여러 차례 씻으면 좋다.

● 주독으로 인한 구토에는 팥을 삶은 물을 수시로 마시면 풀린다.

● 각기병에는 팥 1되에다 마른 뽕나무 뿌리 껍질 반 근을 섞어, 5되의 물을 부어 삶다가 물이 반으로 줄었을 때 복용한다. 자주 마시고 만약 효력이 없으면 재 복용한다.

● 어린이의 야뇨증에는 팥 잎의 즙이나 마른 잎 삶은 물을 1일 3회 정도 복용시키면 수일 내로 효력이 있다.

● 산부의 젖이 모자라거나 나오지 않을 때는, 팥 삶은 물을 수시로 마시면 효력이 난다. 쌀을 넣고 팥죽을 끓여 먹여도 좋다.

48. 포도

● 구토·설사·구역질이 심하면 포도 덩굴이나 잎·뿌리 등을

곱게 썬 다음에, 그 즙을 진하게 내어 마시면 효과가 있다.

● 임부가 태아의 충격으로 속이 아프면 포도의 뿌리·덩굴·잎 등을 잘게 썰어서 삶은 다음, 그 물을 마시면 즉시 안정된다. 포도 열매나 건포도 1사발을 삶아서 먹어도 된다.

● 보양 보혈(補陽補血)을 위해서 포도 차를 만들어 복용한다. 잘 익은 포도를 골라 씻어 즙을 내어 솥에 넣고 졸인다. 그 다음에 꿀이나 설탕을 넣는데, 포도 20근일 경우 꿀이면 10근, 설탕이면 6근을 넣는다. 이렇게 해서 잘 봉해 놓고 온수로 한 숟갈씩 마신다.

49. 호도

● 신경쇠약증에는 껍질 벗긴 호도를 하루에 4개씩 복용한다. 매 식후의 3회와 자기 전에 한 번이다.

● 불면증이 있는 사람은 식후마다 호도를 속껍질은 벗기지 말고 4개씩 수일간 먹으면 좋은 효과가 있다.

● 여성의 유방이 붓고 차가울 때는 껍질 벗긴 호도 3개를 찧어, 따뜻한 술로 복용하면 된다. 서너 차례를 계속하면 효과가 있다.

● 매독·임질·고질적인 부스럼 등에는 잘 여문 호도 7개를 태워 까만 가루를 만든 다음, 따뜻한 술에 타서 복용하면 곧 낫는다. 하복통에는 1개로 만든 가루로도 효과를 얻는다.

● 각종의 귓병에는 생 호도의 기름을 하루에 두 번씩 귓속에다 몇 방울 넣으면 좋다.

● 위산과다증에는 생 호도의 살을 생강차와 함께 복용하면 효

과가 있다.

● 오줌이 자주 마려울 때는 호도를 구운 다음, 껍데기를 깨어서 아침 공복에 술로 1알, 저녁의 자기 전에 1알씩 먹으면 좋다.

50. 후추씨

● 오래된 이질병은 후추씨와 녹두를 자기의 나이만큼 각각 넣고 가루를 낸 후에, 축축한 쌀밥을 조금 섞어 환약을 빚는다. 이 환약을 30알씩 공복에 쌀 물이나 생강차로 복용하면 좋다.

● 소아의 경기에는 후추씨·복숭아씨·살구씨·치자를 각각 7개씩 혼합하여 찧고 가루를 낸 다음에, 달걀 흰자위와 함께 개어서 고약 비슷하게 만들어 발바닥에 붙이는데, 남아는 왼쪽 발에, 여아는 오른쪽 발에 붙이되, 하루 붙이고 하루는 쉬고 또 붙이고 쉬는 식으로 해야 한다.

● 충치로 인한 통증에는 후추씨 9알에 녹두 21알을 섞어 갈아서 헝겊에 싸서, 아픈 이로 꼭 물고 있으면 곧 낫게 된다.

● 토사에는 후추씨와 녹두를 각각 49알씩 섞어 가루로 만들어 따끈한 물로 복용하면 좋다. 이때 모과를 삶은 물로 복용하면 더욱 효과가 있다.

● 지네에 물리면 곧 후추씨를 입으로 씹어 바르도록 한다. 이것은 금방 효과를 본다.

제3장

식이요법에 의한
보혈보기(補血補氣)

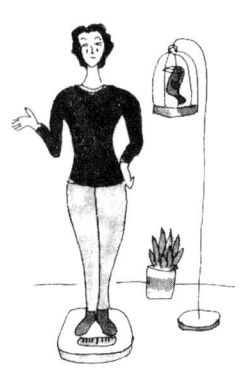

▶ **정력제**

피로에 시달리면 정력이나 일의 의욕 등이 있을 수 있겠는가?

때문에 피로를 추방하기 위하여 다양하게 연구에 연구를 거듭하고 있는 것이다.

그 중에 벌꿀을 이용한 몇 가지 비법을 알아보자.

소위 밀월(蜜月)이라는 말은 벌꿀이 피로 회복과 정력의 묘약이라고 믿었던 고대 게르만 민족의 풍속에서 비롯된 것으로 전해진다. 결혼식을 올린 다음 신혼 부부는 1개월 동안 벌꿀로 만든 술을 마셨던 것이다.

전에는 벌꿀의 강정 작용은 단순히 주성분인 포도당과 과당이 짧은 시간 내에 혈액으로 흡수되어 피로를 회복시키고 정력을 강력하게 하는 것으로 알고 있었다.

그러나 최근 영국이나 미국 학자들이 연구한 결과 포도당과 과당뿐만 아니라 0.9g의 벌꿀에서 20㎎이라는 국제단위의 발정물질이 함유되어 있는 것을 발견함으로서 벌꿀은 피로회복과 회춘의 효력이 입증되었다.

● 식초계란 ; 식초 1홉을 컵에 넣고 달걀을 씻어 통채로 담가 약 4일쯤 담가 놓으면 흐물흐물해 진다. 이것을 껍질을 벗겨 버리고 식초에 다시 넣고 적당 양의 벌꿀을 넣어서 믹스한다. 이 믹스한 식초계란을 냉한 곳에 보관해 두었다가 먹을 때에는 그 3배의 물을 넣어서 마신다. 1홉의 식초계란은 1주일간 복용하는 것으로 표준을 삼으면 된다. 이것은 신경통·고혈압·당뇨병·노인병에 특효가 있는 것으로 알려져 있다.

● 마늘+꿀+식초 ; 마늘을 쪼개어 적당한 단지에 ⅔쯤 채우고

벌꿀을 마늘이 꿀에 잠길 수 있을 정도로 넣는다. 그리고 식초를 벌꿀의 ¼쯤 넣고 냉한 곳에 1주일 이상 보관해 두었다가 음식에 약간씩 넣어 먹는다. 정력은 물론 미용에도 탁월한 효능이 있다.

● 달걀 노른자 1개+비타민C 1정+벌꿀 ; 비타민C를 녹인 물에 계란노른자를 넣어 휘 젓고 적당 양의 벌꿀을 탄다. 마시는 즉시 피로를 회복하고 섹스 능력을 높인다.

● 벌꿀+사과식초, 감식초 ; 사과식초와 벌꿀을 각각 2순갈씩 물에 타서 마신다. 이것은 위장병·고혈압·피로회복에 좋은 음료이다.

▶ **양파는 건강에 좋다**

오늘날까지 밝혀진 양파의 유효 성분은 알리신과 비타민 A, B_1, B_2, C 그리고 이눌린 등이며 이것은 마늘과 비슷하다.

알리신은 우리들의 몸 안에서 비타민 B_1과 결합하여 제대로 활동할 수 있도록 도와줌으로써 신진대사를 원활하게 하고 세포에 활력을 불어 넣어주며 진통·항(抗)변비·해독·심근부활 등 다채로운 효능을 나타낸다. 비타민 A와 B_1은 각각 영양적인 면에서 중요한 성분이기도 하지만 비타민 A는 정자의 생성에 필요하고, 비타민 B_1은 섹스 활동을 장악하는 부교감신경의 기능을 활발하게 하여 성생활에 도움을 주고 있어 양파가 정력 강장제임을 입증하고 있다. 양파는 모세혈관을 보호하고 혈행(血行)을 원만하게 하고 고혈압이나 동맥경화증의 예방 및 치료효능을 돕고, 콩팥의 기능을 증진시키며 위액분비를 촉진, 위장의 소화력을 높여 주고 있다.

▶ 매실주는 피로회복에 으뜸

때에 따라 술의 성분을 충분히 이해하고 잘 이용만 하면 건강과 장수를 누릴 수 있을 것이다.

매실의 주성분은 구연산이다. 이 성분은 청량 감과 산뜻한 맛을 느낄 수 있을 뿐만 아니라 피로를 회복할 강력한 살균작용을 발휘하는 것으로 유명하다.

매실에는 구연산뿐만 아니라 칼슘과 철분 그리고 비타민 A, B, C도 고루 들어있어 피로를 없애는데 도움을 주는 것 중의 하나이다. 이것은 매실에만 있는 것이 아니고 매화에도 있다. 그래서 매화차·매화주·매화죽(粥)으로도 이용된다.

▶메밀과 고혈압

고혈압에 메밀이 좋다는 것은 메밀 속에 치솟은 혈압을 끌어내려서 안정시켜 주는 물질이 많이 함유되었기 때문이다. 그것은 루틴이라는 물질이다. 비타민 P는 혈압을 낮추는 힘과 말초모세혈관의 저항성을 높이고 혈관 벽을 튼튼하게 하여준다. 이러한 일을 하는 루틴이 메밀 속에 많이 농축되어 있는 사실은 메밀을 늘 먹고 사는 산간 주민들의 장수하는 비결의 하나이다. 고혈압으로 쓰러지는 것은 주로 겨울철에 많다. 도시나 시골 등지에 가보면 겨울철에 냉면이나 메밀국수를 많이 먹고 사는 것을 우리는 볼 수 있을 것이다. 이것은 겨울에 권장되어야 마땅할 것이다. 이유는 메밀은 몸을 덥게 해 주는 식품이기 때문이다.

▶ 연뿌리는 니코틴 해독제

담배는 몸에 해롭다. 때문에 정부에서도 '건강을 위하여 지나친 흡연을 삼갑시다' 라고 담배 갑에 표기하여 놓았는데도 담배는 무슨 요술의 힘을 가졌는지 담배를 즐기는 인구는 해마다 늘어만 가는 것이다. 이제까지 이론만으로 분분하던 담배의 발암설(發癌說)이 최근 정설로 굳어졌다. 그래서 국내나 국외에서 담배갑에 경구(警句)를 넣고 있는 것이다.

그러나 좀처럼 담배를 즐기는 인구는 줄어들지 않으니 전략을 바꾸어 볼 필요가 있다고 본다. 죽어도 끊을 수 없다는 애연가 여러분에게 선물로 권장하고 싶은 것은 식사 때마다 연뿌리를 권하고 싶다. 사실 좋을지 나쁠지는 모르겠으나 연뿌리 속에는 담배의 니코틴을 완화하는 성분이 들어 있는 것만은 사실이다.

연뿌리가 가지고 있는 특유의 성분은 필수 아미노산과 레시틴이다. 필수아미노산 중에서도 아스파라긴산·아지닌·타이로진은 연뿌리에 농축된 식물의 본질인 것이다.

즉 담배의 해독을 제거하는 성분은 아스파라긴·아미노산이다. 아스파라긴산은 니코틴뿐만 아니라 각종 독성물질에 대한 중화작용을 나타내기 때문에 공해에 시달리는 도시인의 가장 중요한 건강 활력소로 평가받고 있는 것이다. 대부분의 시중 드링크제에 아스파라긴산을 넣는 이유도 바로 이 때문이다. 그래서 아스파라긴산의 섭취가 부족하게 되면 몸이 허약해지고 두드러기나 천식같은 알레르기성 질환에 잘 걸리며 위궤양이 초래된다는 사실이 알려지고 있다. 한편 연뿌리가 지닌 레시틴은 간과 밀접한 관계가 있어 강장(强壯)·강간(强肝) 효능을 발휘한다. 연뿌리에는 특이하게 비타민 C가 45mg이나 들어 있어 이것만으로도 우수 약용 식품으로 높이 평가받을 수 있는 식품 중의 하나이다.

▶ 공해예방에는 시금치

최근 일본의 한 연구 팀은 시금치에 다량 함유되어 있는 비타민 A가 강력한 해독작용을 발휘하므로 공해로부터 사람의 건강을 보호할 수 있다는 반가운 소식이 있었다. 그리고 얼마 전에 미국의 학자가 비타민 A가 제암 작용을 하고 있다고 밝힌 점은 비타민 A가 현대인에게 가장 중요한 비타민으로 평가받기에 충분하다.

비타민A 못지 않게 시금치의 영양학적인 가치를 높이는 성분은 비타민C와 엽산(葉酸)이다. 피부를 보호하고 세균에 대한 저항력이 높고 혈관의 탄력성을 젊게 해서 고혈압과 동맥경화를 예방하고 치료해 주는 비타민 C가 시금치 속에 100mg이나 들어 있다.

엽산은 빈혈을 방지해주는 비타민의 일종이다. 때문에 시금치는 빈혈치료제로 으뜸을 차지하고 있다.

시금치에는 또 변비에 특효인 사포닌 성분이 들어있어서 늘 식탁에 시금치를 올려야 할 이유 중의 하나이다.

▶ 셀러리쥬스 마시면 부부 화목

셀러리쥬스의 재료는 샐러리 2줄기, 우유 50dℓ, 벌꿀 약간, 포두주 20dℓ, 달걀노른자 1개.

샐러리 2줄기를 믹서로 갈아서 이것에 우유와 달걀 노른자와 꿀 적당 양을 넣고 포도주 약간을 부으면 셀러리쥬스가 된다.

잠자리에 들기 1시간 전에 부부가 함께 마시면 중년기의 부부간의 권태감이나 남녀 섹스 기능 감퇴에 탁월한 기능을 발휘한다.

셀러리는 원산지가 스웨덴으로 서양요리에서는 중요한 자리를 차지하고 있는 식품 중의 하나이다. 이 셀러리는 여성의 고민인 월경불순을 퇴치하고 여성을 즐겁게 흥분시키는 식품으로 알려지는데 옛날부터 행복을 가져다 준다고 해서 다양하게 이용되기도 했다.

영양학적으로는 셀러리의 성분이 칼로리 20kcal, 칼슘 37mg, 비타민 B_1이 1.03mg, B_2가 1.02mg, C가 10mg 정도로 밝혀졌다.

때문에 애정생활에 문제점이 제기되는 부부는 이혼이란 문제를 법에 호소하기 전에 셀러리쥬스를 먼저 들어 보기를 권하고 싶다.

▶ 달걀의 과식은 해롭다

달걀의 영양학적인 성분을 일일이 따져 보면 달걀은 강건(强健), 강정(强精)식품의 대표급이다.

양질의 단백질, 고농도의 지방, 다량으로 농축된 각종 미네랄이 고루 갖춰진 비타민 등 완전식품에 가깝다. 그러나 건강을 해치는 요소도 들어 있기 때문에 과잉섭취는 해롭다.

즉 하루 2개 이상 먹으면 오히려 건강을 해친다고 한다. 달걀의 영양가를 최대한으로 소화시키려면 반숙이 가장 좋다.

민간요법에서 사용되는 식초계란이라는 것은 달걀을 48시간 식초에 담가 두었다가 건져서 껍질을 벗긴 것으로 이것을 5배의 물에 휘저어서 아침마다 5분의 1씩 마시면 고혈압, 동맥경화증, 당뇨병, 신경통, 류머티스의 예방이 된다.

▶ 마늘 술은 만능 약

여러 가지 술이 많으나 마늘주 만큼 완벽하게 현대인의 요구조건을 만족시켜 주는 것은 없을 것 같다. 마늘주는 만병의 퇴치약이며 피로를 쫓아 주는데 가장 좋다는 것을 학자들의 연구 결과가 밝혀지면서 현대인의 술은 역시 마늘주임이 재확인 되었다.

마늘의 유효성분인 알륨, 알린, 알리신 등이 비타민B_1(지아민)의 체내 흡수를 돕고 장내 유익세균의 작용을 활발하게 하여 비타민 B_1의 합성을 배가시키면서 체내에 축적되는 피로물질을 분해시킨다는 것이다.

마늘이 심장 근육을 보호하고 혈액 순환을 원활하게 해주며 위액분비를 촉진시켜 주며 식욕을 왕성하게 해 준다는 것을 봐도 마늘주의 놀라운 효험을 가히 증명하고도 남는다.

마늘주가 현대인에게 안성맞춤인 것은 피로의 추방과 정력증강에 탁월한 효능을 발휘한다는 점이다.

마늘이 중추신경을 과도하게 흥분시키고 내분비선의 기능을 왕성하게 해서 정력을 증진시키는 것은 틀림이 없다.

마늘주를 담그는 요령은 35도의 소주 2ℓ에 마늘 100g을 넣고 밀봉하여 1년 동안 냉한 곳에 저장했다가 꺼내어 날마다 한 잔씩 마신다. 양이 지나치면 위장을 해치고 빈혈을 일으킬 염려가 있기 때문에 주의해야 한다.

▶ 쌀밥은 건강을 해친다

쌀밥은 건강에 해롭다는 연구 결과들이 최근 세계 도처에서 발표되고 있어 우리네가 주로 먹는 식탁에 대한 반성이 불가피해진다.

당뇨병 환자에게 실시한 실험의 예는 퍽 인상적이다.

중증도(中症度)의 당뇨병 환자에게 쌀밥과 보리밥을 각각 따로 섭취케 한 후 혈액과 소변 속의 당분을 검사해 본 결과 쌀밥을 먹었을 때의 혈당은 230mg%까지 상승하나 보리밥의 경우는 175mg%밖에 오르지 않았으며 뇨당도 쌀밥에서 5% 보리밥에서 2%이하로 상승할 뿐이었다.

▶ 숙변은 위벽에 낀 불순물

사람의 위의 벽에 마치 검은 이끼 같은 불순물이 끼여있다는 생각은 단식으로 고질병을 치료하고 건강을 회복하려는 사람들에 의해 비롯된 것이다.

단식 후 3일째 나오는 변은 숙변이다. 이것은 위벽에 낀 불순물이 깨끗이 씻겨 나오는 것을 말한다.

단식을 하지 않고 숙변을 보는 방법도 있다. 이것은 체내 소화 방법으로 날마다 아침 식사전에 2~3컵의 끓여 식힌 찬물을 마시면 10여일이 지나서 숙변을 보게 된다. 그러나 이 방법은 경험자들의 이야기를 들어 보면 실천하기 힘들다 하니 각별히 유의하여 자신이 자기 몸을 위하여 실천에 결실이 있기를 바란다.

▶ 소금과 설탕

우리들의 주식이 쌀밥이기 때문에 자연히 짠 김치나 짠 반찬을 먹어야 한다.

한편 설탕은 고혈압의 주범은 못되나 원인물질로서 추정된다. 설탕은 소화관내에서 당분이 유리지방산으로 변해 비만증을 초래하고 간접적으로 혈관 벽을 약화시킨다. 때문에 뚱뚱한 사람에게 고혈압이 많다.

▶ 적게 먹는 습관이 건강에 좋다

위장의 뒤에는 인체 내에서 가장 큰 대동맥이 자리 잡고 있어서 위에 음식물이 가득 차게 되면 대동맥을 압박한다.

대동맥을 누르면 혈류가 방해를 받아 건강을 해치게 된다. 그러나 대동맥이 압박되는 경우 간과해서는 안될 중요한 점이 있다. 그것은 대동맥이 눌려서 뇌의 모세혈관이 자칫 파열되어 중풍을 초래한다는 점이다. 따라서 나이를 먹을수록 과식이나 대식을 금하는 이유가 바로 이런 것에 있는 것이다.

▶ 건강 해치는 호흡 법

장수의학에서는 식생활이나 운동 못지 않게 호흡 법을 중시한다.

인체의 모든 기관 중에서 뇌만큼 충분한 산소를 함유한 혈액을 필요로 한 곳은 없다. 하루 24시간 동안 한 번도 활동을 멈추지 않고 움직이는 심장도 우리가 호흡하는 산소의 7%정도를 소비할 뿐인데 뇌는 무려 20-30%를 요구한다. 그러므로 호흡 법에 따라 뇌의 활동도 달라지게 마련이다.

▶ 체중 줄이기

40대 이후의 지방을 빼려면 적어도 10분 동안에 분속 1km는 걸어야 하는 것으로 되어 있다. 100g의 지방은 약 1000kcal를 낸다.

우리가 분속 1km의 속도로 10분 동안 걸으면 약 50kcal쯤 소요되고 가장 심한 운동으로 알려진 등산 때 암벽 타기는 10분 간 약 160 kcal가 소요된다.

따라서 몸무게 100g을 줄이려면 암벽 타기는 적어도 1시간을 해야 되고, 걷기는 2시간을 걸어야 한다. 이것으로 보아도 비만증의 치료가 얼마나 어려운지 짐작할 수 있다.

▶ 체중조절은 노력하면 가능

비만증의 치료는 체중으로 조절을 하면 된다. 꼭 줄여야 하겠다는 굳은 마음과 노력만 있으면 체중 조절은 가능하다.

비만증은 심장과 신장의 기능 장애를 초래하고 혈압을 높이며 당뇨병의 발생율을 높인다는 사실은 이미 지적한 바 있다. 비만증으로 사망원인이 훨씬 늘었다는 사실도 새삼스럽지 않는 일이다. 그리고 비만증 환자에게 혈관 증이 잘 일어난다는 사실도 잘 알려져 있다.

심장마비나 뇌일혈로 사망하는 사람들의 대부분이 비만증환자인 것도 널리 알려져 있다.

그러나 체중을 조절하면 고혈압이나 당뇨병, 또는 뇌일혈 같은 위험은 극소화할 수 있는 것이다. 고혈압으로 고생하는 비만증환자는 체중조절을 위하여 6-7kg 뺏더니 고혈압환자의 75%가 수축기 혈압이 20mmHg나 떨어졌다는 실험보고가 있다.

당뇨병환자도 체중조절의 결과에서 75%가 혈당치가 정상으로 낮추어진 실험보고가 있다.

이와 같이 신장병, 심장병, 당뇨병, 고혈압, 담석증, 신경통, 관절

염을 앓고 있는 환자는 약보다 체중조절이 더욱 필요한 것이다.

▶ 혈압과 인삼

고혈압 환자에게 좋은 식품으로 다시마를 비롯한 해조류가 유명하다.

다시마는 칼슘이 많이 들어 있고 혈압을 저하시키는 물질이 들어 있다. 알긴산이 바로 그것이다. 알긴산은 높은 혈압을 내리게 하는 힘을 가지고 있다. 그래서 뇌일혈을 예방해주기도 한다.

불포화지방산을 구미 각 국에서는 고혈압환자를 위해 통조림으로 만들어 팔기도 한다.

불포화지방산 중 핵심적인 성분으로 리놀산이 다량 함유되어 있는 것으로 들깨와 호도를 들 수 있다. 예로부터 들깨가 고혈압환자에게 특효라는 것이 과학적으로 증명되었다.

인삼은 높아진 혈압을 내리고 낮은 혈압은 올려주는 양면효능을 발휘하는 놀라운 연구 결과가 최근 발표되어 인삼의 가치는 더욱 높아졌다.

▶ 고혈압의 원인 물질

소금, 설탕이 고혈압을 일으키는 공범인데, 콜레스테롤은 고혈압의 원인 물질이다.

동맥경화증은 고혈압과 서로 관계가 깊다. 콜레스테롤이 혈관벽에 끼게 되면 혈관은 탄력성을 잃고 경화증을 일으킨다.

동물지방에는 콜레스테롤이 많이 내포되어 있다. 때문에 육류를 너무 많이 섭취하면 혈 중의 콜레스테롤 치가 올라가게 된다. 정상적인 사람의 혈 중 콜레스테롤 치는 150~200이다.

▶ 짠 음식의 영향

식염 섭취량이 고혈압과 관계가 깊다는 사실은 의학적으로 설명할 수 있다.

실은 혈액 중의 염분은 혈압 벽의 긴장을 높인다. 때문에 짜게 먹으면 혈관의 긴장이 습관적으로 지속되어 결국 고혈압을 유발하게 된다.

그리고 혈액 속의 많은 염분농도는 혈압을 높이는 물질이 분비되는 신장의 기능체제를 불능케 한다.

혈 중 염분농도는 80mg%일 때 정상이다. 이것은 바닷물 짠 성분의 약 ⅓에 해당된다.

우리들의 평균 소금 섭취량은 매일 15-30g정도이며 좀 짜게 먹는 남쪽지방 사람은 하루에 40-50g까지 섭취할 것으로 추측된다. 이것은 외국인 평균 10-20g의 약 3-4배나 되는 것이다.

▶ 약으로 혈압조절은 불가능

혈압이 높을 경우 약물은 오히려 생명을 위협하는 존재로서 경계해야 할 일이다. 혈압은 유전과 식생활 환경 및 정서 생활과 한냉이 큰 원인이라고 지적하고 있다. 따라서 건강한 혈압을 위해서는 건전한 생활과 합리적인 식생활 환경이 강조되어야 한다.

사실 혈압을 약으로 조절한다는 것은 좋지 않은 현상이다. 약물은 장구성을 유지하지 못하고 순간적인 약의 힘에 의지할 뿐이기 때문이다.

▶ 혈압 조절식품

구기자, 인삼, 은행, 호도, 들깨, 토마토, 귤, 아스파라가스, 시금치, 샐러리, 우엉, 무, 연뿌리, 당근, 오이, 캐비지, 다시마, 미역, 김, 표고버섯, 메밀 등은 예로부터 혈압조절식품으로 유명하다. 이 가운데서 메밀, 표고버섯, 귤, 다시마, 토마토, 인삼, 들깨는 높아진 혈압을 내리는 탁월한 약효를 가지고 있다. 메밀국수나 냉면을 좋아하는 사람에게는 고혈압 환자가 적다는 것은 상식적인 이야기다.

메밀 속에는 루틴이 들어 있는데, 루틴은 말초 모세혈관을 튼튼하게 해서 정상혈압을 유지하는데 중요한 역할을 하는 현상을 목격하고 이 물질을 비타민P라고 했다.

말초 모세혈관의 상태는 혈압의 높낮이를 좌우하며 혈관 벽을 튼튼하게 보호해서 저항력을 길러주는 식품들은 모두 혈압강하제이다.

토마토에는 사이트린이라는 성분이 있고 귤에는 헤스피리인이 있으며 아스파라가스에는 메밀과 같은 루틴이란 성분이 들어 있어서 말초 모세혈관벽을 잘 보호하고 탄력성을 강화시켜 정상적인 혈압으로 조절해 준다.

▶ 육식(肉食)은 노화를 다그친다

문명병이라고 일컬어지는 고혈압, 동맥경화증, 뇌졸중, 심장마비 같은 심혈관계질환이 대부분 육식의 결과라고 밝혀져 있다.

첫째, 육식은 피를 탁하게 만든다. 즉 애시도시스 산혈증(酸血症)을 초래한다. 육류에 함유된 뇨산(尿酸)이나 단백질 분해산물

(分解産物)인 황산(黃酸)이 몸 속의 칼슘, 이온을 소비해서 혈액의 산성화를 촉진하기 때문이다. 실제로 육식 후에 칼슘의 배설량은 30-50%나 격증한다.

육식으로 혈액 내 콜레스테롤이 갑자기 늘어나는 것은 실험으로 입증되었다.

주로 채식을 하는 70-90세까지의 노인 100명의 혈액검사 결과 혈청 가운데서 콜레스테롤 치가 낮았다는 것으로도 능히 알 수 있다.

좀 흥미로운 것은 육식으로 스태미너가 증진되기는커녕 오히려 빨리 늙는 현상을 나타내며 육식 후에 힘이 생기는 것처럼 느껴지는 것은 육류가 내포하고 있는 질소화합물 성분이 뇌를 비롯한 신경계의 세포를 자극하여 흥분시킨 탓이지 결코 체력이 늘어난 것은 아니라는 것이다.

▶ **불가사리 체조란?**

이 체조는 일본의 유명한 건강 연구가 미쓰하시 가즈오 씨가 창안한 것이다. 미쓰하시 씨의 불가사리 체조의 첫 기본 동작은 침상에 반듯이 눕고 머리를 침상 밖으로 나오도록 한다. 이때 목 앞쪽 인후부가 충분히 신장되도록 해야 한다. 그래야 갑상선에 강한 자극이 가해진다. 그리고 양팔과 다리를 힘껏 벌리되 팔, 다리, 등, 허리 등 온몸이 될 수 있는 한 침상에 달라붙도록 주의한다. 그리고 손발가락을 충분히 편다. 이렇게 기본적인 자세가 이루어지면 온몸의 힘을 빼고 눈을 감은 채 천천히 호흡을 조정하면서 팔, 다리를 오므렸다 폈다하는 운동을 계속한다. 마치 불가사리와 같이

······ 시간은 1분30초 가량이면 좋다. 호흡을 조정할 때 50까지 세면 1분30초 가량 된다.

다음 두번째 기본동작은 엎드려 턱 아래에 베개 같은 것을 받친다.

그리고 첫번째 기본동작에서 한 것과 같이, 팔, 다리를 폈다 오므렸다 하는 운동을 한다. 수영을 연습하고 있다고 생각해도 좋다. 운동 시간은 1분30초 가량이다.

불가사리 체조의 효과를 최대한으로 얻기 위하여서는 좌우 팔, 다리 운동을 교대로 하는 것이 좋다. 그리고 얼굴도 좌우로 같이 움직여주면 더욱 효과적이다.

이 운동을 날마다 계속하면(소요시간 3분) 호르몬 분비의 상부와 하부가 잘 조화되어 스태미너가 증강되고 회춘에 도움이 되고 신장과 요추가 자극되고 각 관절이 활기를 얻어 심신의 피로가 깨끗이 가시게 된다.

▶ **마늘의 효능**

고대 한의서 <동의보감>에 마늘은 오장에 들어가 종창을 없애고 감기를 몰아내며 독기를 없앤다고 쓰여 있는가 하면 나쁜 냄새를 없애고 소화를 촉진시키는데 마늘을 앞설 식품은 없다는 기록도 있다. 그리고 코피가 심할 때 마늘을 갈아서 발바닥에 붙이면 특효라는 것, 또 위장과 간장을 튼튼하게 해서 기를 증강시키고 콩팥의 병세를 치료해 주는 역할도 한다.

지금까지 밝혀진 마늘의 유효성분은 알리신과 비타민 A, B, C 그리고 아눌린 등이다. 알리신은 체내에서 비타민 B_1과 결합해서 알리티아민이 되어 비타민B_1이 분해되는 것을 막고 제 기능을 발휘해 주도록 도와준다. 유명한 알리나민이라는 것도 알리티아민을 화학적으로 합성한 것에 불과하다. 마늘은 체내에서 비타민B_1이 제대로 기능을 발휘하도록 도움으로써 신진대사를 원활하게 하고 세포에 활력을 넣어주며 진통, 항변비 해독, 심근부활 등 다채로운 효능을 나타낸다.

예로부터 승려들이 마늘을 먹으면 음란한 생각이 생긴다고 해서 이를 금기로 여긴 것도 그다지 틀리지 않는 이야기이다.

마늘은 강정 효과와 건강 증진에 훌륭한 효능을 발휘하기 때문이다. 마늘은 그것뿐만 아니라 모세혈관을 튼튼하게 보호하여 혈행을 좋게 하여 고혈압이나 동맥경화증의 예방치료에도 좋은 것으로 알려져 있다. 특히 약해진 심장운동을 강화하는데 마늘이 크게 작용하는 것으로 알려져 있다. 그리고 콩팥의 기능을 증진시키는 데 마늘이 뛰어난 효과를 발휘한다는 사실은 마늘에서 이눌린 성분이 검출되면서부터 널리 알려져 있다. 또 위액분비를 촉진해서 식욕을 왕성하게 하고 소화력도 높이고 변비를 예방해주는 효능도 빼놓을 수 없다. 특히 변비는 건강과 장수를 갈구하는 사람들이 조심해야 할 병적 상태이다.

▶ 민간요법은 비과학적이 아니다

예로부터 전해 내려오는 민간 요법이 비과학적이라 해서 무시하는 사람이 많다. 그러나 현대 의학이 난치라고 여기는 천식에 달팽이와 괄우(집 없는 달팽이)가 특효라는 사실은 만 천하가 다 아는 사실이 아닌가. 그리고 율무쌀은 무사마귀를 감쪽같이 없애준다. 또한 암에도 효과를 발휘하는 것으로 알고 있다.

생손앓이는 지렁이와 밥풀 이긴 것을 붙이면 신기하게 깨끗이 낫는다.

실생활에서 얻어지는 경험을 바탕으로 이루어지는 경험적 사실을 비과학적이라고 무시하는 태도는 옳지 않은 것이라고 생각한다.

▶ 두부와 영양 관리

두부의 단백질은 단백가가 높은 양질이기도 하지만 트립토판, 리진, 글루타민산 같은 필수아미노산을 다량 함유하고 있다. 이 필수아미노산은 성장, 발육, 체내의 각종 물질 대사 등 생명을 유지하는데 없어서는 안 되는 물질이다.

그러기 때문에 두부는 가장 우수한 단백성 식품으로 평가받는 것이다.

두부에는 양질의 단백질말고도 칼슘, 비타민B 복합제와 E, 효소 등이 다량 농축되어 있어서 건강 장수 식품으로서의 두부를 더욱 우대한다. 쇠고기보다 우수식품으로 꼽는 이유로 단백질, 무기질, 비타민, 효소 등이 골고루 갖추어진 점을 들 수 있지만 더 중요한 점은 두부의 지방이다. 쇠고기가 단백질을 함유하고 있음은 자타가 공인하는 바이다. 그러나 쇠고기의 지방이 동맥경화증, 고혈압, 당뇨병 등 성인병을 유발하거나 악화시키는 것으로 알려져 있기 때문이다.

그러기에 40대 이상의 사람들에게 쇠고기를 비롯한 육류는 적게 먹도록 권하고 있다.

두부에는 고혈압이나 동맥경화증의 치료 및 예방 효과를 갖는 리놀산이 듬뿍 들어 있어 당뇨병환자에게 쌀 대신 두부를 주식으로 하도록 권장하는 이유 중의 하나이다.

▶ 변비

아침마다 시원스럽게 배변을 못하는 사람에게는 똑같은 공통점을 발견할 수 있다. 첫째, 안색이 좋지 않다. 둘째, 짜증과 못마땅함이 얼굴에 서려 있다. 그리고 두통과 현기증이 일어난다. 셋째, 입맛이 없다 등의 공통점이 있다.

사람은 하루에 한 번씩 배변을 하도록 되어 있다. 그것은 생리적인 현상이다. 어떠한 원인에 의하여 그 생리적인 현상이 고장날 때를 변비라고 한다.

즉 장 속에 오랫동안 머물러 배변의 횟수가 3-4일에 한 번이나 1주일에 한번쯤으로 줄어드는 것도 변비의 하나인 것이다.

변비가 생기는 원인은 무엇일까?

① 불합리한 식생활, ② 운동부족, ③ 좋지 않은 생활습관이나 태도를 주요원인으로 들 수 있다.

요즈음 도시인들에게 변비 경향이 늘어나는 현상은 구미인을 흉내낸 육류 중심의 식생활 탓이라고 설명하는 학자들이 많다.

동양인의 장은 서양인에 비하여 3할쯤 더 긴데다가 육류나 설탕은 장의 운동을 정지시키기 때문에 변이 장 속에 오랫동안 머물러 변비 발생을 재촉한다는 것이 이유 중의 하나이다.

변비를 추방하려면 될 수 있는 한 지방질과 탄수화물이 많은 식품은 피하고 섬유질이 많은 과일과 채소의 섭취를 많이 하고 흰쌀

밥보다 보리를 섞은 혼식이 좋다.

옛날부터 변비에는 해조류 특히 바닷말이 탁월한 효능을 가지고 있다. 그것은 바닷말 속의 엄청난 칼슘 함량을 보아도 알 수 있다.

변비에 좋은 식품은 미역, 다시마, 사과, 무, 죽순, 무화과, 토란, 감자, 우엉, 당근 등이다.

불합리한 식생활 못지 않게 운동 부족 또한 변비 발생의 원인이 되는 것이다.

변비에는 식생활 외에 새벽 산책, 걷기운동 등은 좋은 효과를 낸다.

변비라고 해서 함부로 하제(下劑)를 쓰거나 관장을 하는 것은 좋지 않다.

변비의 민간요법으로서 당근과 사과를 갈아서 즙을 만들어 새벽 공복 시에 마시거나 다시마 즙이나 나팔꽃 씨를 복용하면 효과가 있다.

▶ 영양을 고루 갖춘 건강식

건강식이란 단백질 식품, 야채, 과일 등과 같이 영양분을 고루 갖춘 식품을 말한다. 아무리 영양가가 높은 식품이라도 과식하면 오히려 스태미너를 떨어뜨리는 결과가 된다.

강정식품을 많이 먹으면 스태미너가 증강될 것이라고 생각하는 것은 잘못이다.

일생동안 계속되는 체력과 내구력을 어떻게 길러 가느냐가 건강 장수의 문을 여는 키라고 하겠다.

▶ 당뇨병

당뇨병은 왜 소변에 당분이 섞여 나올까?

핏속에 녹아 있는 당분을 각 세포에 골고루 공급해서 혈당치를 정상으로 유지시켜주는 역할은 인슈린이라는 췌장 호르몬이 하고 있다. 때문에 호르몬이 부족하면 핏속의 당분을 충분히 이용하지 못하고 당분이 축적하여 넘쳐 흐르게 된다. 소변에 당분이 섞여 나오는 이유는 이러한 메커니즘 탓이다.

인슈린이 분비되는 곳은 췌장의 랑케르한스이다. 이 곳에 고장이 생기면 인슐린 분비가 감소되어 혈당치가 치솟게 되는 것이다.

그러나 췌장의 기능이 왜 떨어지는지, 내분비에 왜 이상이 생기는지 아직 완전히 설명할 수는 없다. 당뇨병에 대한 학자들의 일치성은 당뇨병의 발생은 유전적인 소질이 크게 관계되리라는 점과 원인으로 영양과잉, 비만증, 운동 부족, 정신 스트레스, 당분의 과잉 섭취 등을 들고 있다.

체중이 늘어날수록 당뇨병의 위험은 높아진다. 다시 말해서 표준 체중보다 10%더 무거울 때는 표준 체중인 사람보다 당뇨병의 발병이 1.5-2배, 20% 더 무거우면 3.5-3.7배, 30% 더 나갈 때에는 5배 이상으로 높아지는 것이다.

당뇨병의 치료와 예방에는 식이요법과 체중 조절이 가장 중요하다.

▶ 스트레스도 한 몫

정신적 스트레스도 중요한 원인으로 등장한다. 스트레스는 인슐린 분비를 억제하는 부신 뇌하수체, 갑상선을 자극하여 객관적으로 췌장 기능을 떨어지게 하여 혈당치를 높이게 하기 때문이다.

일반적으로 스트레스를 지나치게 받는 정신노동자들에게 당뇨병이 많다.

당뇨병이 환자나 의사를 괴롭히는 것은 원인이 밝혀지지 않아 완치가 안 되는 점에도 있지만 그 증상과 합병증이 일정하게 확실치 않고 복잡하기 때문이다.

심한 피로감, 갈증, 다뇨, 두통, 빈혈, 이상하게 항진된 식욕, 허탈감, 변비, 온갖 피부의 염증, 시력 장애, 성욕 감퇴, 불면증, 신경통 등의 증상이 너무 많다.

합병증도 종기, 결혈, 신경염, 신장염, 고혈압, 동맥경화증 등 이루 헤아릴 수 없다. 그렇다고 당뇨병이 불치의 질병이라고 할 수는 없다. 당뇨병은 완치는 어려울 망정 조절은 되기 때문이다.

조절만 잘 하면 정상인과 다름 없이 건강을 유지할 수 있는 병이기도 하다.

▶ 당뇨병의 인슐린 요법

현대 의학도 떨어진 췌장 기능을 원상 복귀하는 점은 그만 손을 들고 만다. 따라서 동서양을 막론하고 아직 당뇨병의 결정적인 치료법을 구가하지 못하고 있음은 물론이다.

현대의학은 췌장의 랑게르한스에서 처음으로 분리해낸 호르몬이 혈당을 떨어뜨리는 것을 알아냈다. 그 호르몬이 혈당량을 조절하는 것은 인슐린으로 밝혀졌다.

특히 당뇨병 말기에 나타나는 혼수에 인슐린이 월등한 효능을 나타내자 그러한 낙관론은 매우 고조되었다. 그러나 인슐린이 탁월한 효능을 나타낸다고 하더라도 그것이 임시 변통을 위한 보충 요법에 지나지 않는다는 것이 곧 밝혀지고 말았다. 인슐린은 고장난 췌장을 회복시키는데는 전혀 도움이 안되며 다만 치솟는 혈당치만을 조절하여 줄 뿐이기 때문이다.

당뇨병을 퇴치하는데 의사들의 주무기는 양의들이 인슐린을 사용한다면 한의사들은 팔미환(八味丸)을 사용하는 것이다.

팔미환이란 산약, 건지황, 산수유, 택사, 복령, 추지, 목단피, 부자 등 8가지를 섞어 조제한 것으로 갈증을 없애주고 소변의 횟수를 줄이며 피로와 권태를 몰아내고 원활한 기분으로 만드는데 뛰어난 효력이 있다는 것이다.

백허가인삼탕, 죽엽석고탕, 대시호탕가지황 등은 한방의들이 즐겨 처방하는 약들이다. 지골피, 황골, 등나무, 칡넝쿨, 황기 등은 췌장기능을 좋게 하는 약제이다.

당뇨병 치료에 산두근(山豆根)이 효험이 있다는 말이 있는데 산두근정(山豆根錠)은 산두근, 지골피(地骨皮), 등나무, 모려 등으로 구성되어 있다.

당뇨병의 민간 요법은 드릅나무의 뿌리라든지 무화과, 또는 적송(赤松)의 잎 등이 효력이 있다고 한다.

▶ 당뇨병의 식이요법

당뇨병은 양방, 한방 구별 없이 식이요법을 가장 기본적이고 중요한 치료법으로 여긴다.

식이요법으로는 칼로리, 고단백, 고지방탄수화물이 풍부한 식품은 피하고 무기질과 비타민을 충분히 섭취할 수 있는 식품을 중심으로 식단을 짜는 것이다.

높은 칼로리, 고단백질, 고지방, 고탄수화물의 식품을 제한하는 이유는 당뇨병이 복잡한 원인에 의하여 혈당이 적당치보다 높아 소변을 통해 당분이 넘쳐흐르는 당분 대사 장애이기 때문이다.

그렇다고 이들 2대 영양소를 무작정 제한하거나 절대 금기라고 묵살하지는 않는다. 그것은 단백질, 지방과 탄수화물은 생명을 유지하고 활동 에너지 공급원으로서 결핍되어서도 안되기 때문이다.

하루에 탄수화물은 200-300g이고, 단백질은 70-80g이며, 지방은 20-80g까지 허용된다. 그리고 합병증으로 동맥경화를 가지고 있는 당뇨병 환자는 지방섭취를 제한하여 하루에 50g을 넘지 않도록 하고 있다.

당뇨병에는 흰 설탕, 흰 밀가루 등은 당뇨병을 악화시킨다. 즉 탄수화물의 섭취에 주의해야 한다.

▶ 당뇨병에 주의할 점

당뇨병 환자에게는 현미식과 잡곡밥이 제일이다.

그리고 설탕 대신에 벌꿀을 감미료로 쓰는 것이 좋다. 사탕, 과자, 비스켓, 초콜릿 등 설탕이 들어간 과자류는 절대 금물이며 당뇨병의 식이요법에서 당분을 제거하는 것 이상으로 중요한 것이다.

이것은 산혈증을 막아주는 합리적인 식생활의 규칙이다. 일반적으로 당뇨병 환자의 체액은 산성으로 기울어져 있다.

때문에 건강인에 비해 혈관의 노쇠 현상도 10년쯤 빨리 일어난다.

그래서 식생활의 급소는 당분 제한과 체액이 산성쪽으로 기울지 않도록 알카리성 식품을 주축으로 식단을 짜는데 있다. 산혈증의 중화제는 장수의 근본이 되는 칼슘이다. 이 칼슘의 섭취가 모자라면 혈액이 산성화를 자져와 당뇨병을 악화시킬 뿐만 아니라 갖가지 합병증을 유발하게 되기 때문에 야채, 김, 미역, 다시마 같은 것과 뼈까지 몽땅 먹을 수 있는 작은 생선, 새우, 탈지우유 등으로 칼슘 보급에 신경을 써야 한다.

 알칼리성 식품을 주로 하여 식단을 짜려면 특히 비타민 A, B_1, B_2, B_6, C, F, P와 칼슘과 엽록소, 효소 등이 많이 들어 있는 식품을 선택하도록 한다. 비타민 A, C, F, P는 신체의 저항력을 증강하고 혈관의 노쇠를 방지하여 준다. 이런 성분은 황록색 야채류, 귤, 토마토, 시금치 등에 많이 들어 있다. 비타민 B_1, B_2, B_6는 탄수화물 대사와 밀접한 관계가 있다. 특히 비타민 B_6은 단백질 대사에 긴요한 성분이어서 이것이 부족하게 되면 병을 점점 악화시키게 된다. 때문에 이런 것이 많이 들어 있는 효모, 콩류, 이스트, 탈지 우유, 배아, 마늘, 부추, 파 등의 식품을 많이 섭취하도록 해야 한다.

▶ 생명현상과 크렙스 사이클

 독일의 생화학자 한스·아돌프·크렙스 박사는 음식물이 섭취된 후 생명과 건강을 유지하는 원천이 되려면 글리코겐이라는 형태로 저장되었다가 다시 초성 포도산이 되어 옥잘로, 아세테이트와 화합하여 구연산 회로로 들어가 에너지를 생산하는 대사 경로를 알아냄으로써 여기에 새로운 가치성을 탄생하게 했다. 그래서 그의 이름을 따서 크렙스 사이클 즉 크렙스 회로라고 한다.

우리가 건강을 유지하려면 이 크렙스 사이클이 잘 순환되어야 한다.

몸 안에 근본적으로 갖추어야 할 여러 조건이 갖추어지지 않으면 크렙스 사이클도 제대로 순환되지 않아 건강을 헤치게 된다. 이것이 잘 순환되기 위해서는 칼슘을 충분히 섭취하는 것과 식초나 구연산 같은 산을 보충해 주는 것이다.

크렙스 사이클의 순환이 잘 되지 않으면 클리코겐의 분해물인 초성포도산이 젖산으로 변해 버리는 유해한 대사 통로가 뚫리게 되어 근육을 비롯하여 몸 속에는 젖산이 불필요하게 쌓이게 된다.

젖산은 피로 물질로 널리 알려진 것으로 불필요하게 쌓인 젖산은 근육의 단백질과 화합하여 젖산 단백으로 되어 근단백질 조직을 경화시킨다. 피로 물질이 만성적으로 쌓이면 요통(腰痛), 견통(肩痛), 동맥경화 등을 일으키는 원인이 되기도 한다.

몸 속에 칼슘이온이 많으면 피로 물질인 젖산과 칼슘이 화합하여 몸 밖으로 몰아내는 작용을 하므로 피로를 몰아낸다. 따라서 건강을 유지하기 위해서는 칼슘을 충분히 섭취해야 한다고 강조하는 이유가 이런 점에 있다.

▶ 식초(食醋)와 건강

서양 사람이나 일본사람들이 식초를 많이 섭취하는 이유는 식초가 육식 뒤에 나타나는 산혈증(酸血症)을 중화하고 예방하는데 있다.

여름에 입맛이 떨어지고 영양분을 섭취하지 못하면 몸 속의 크렙스 사이클이 잘 순환되지 못한다. 게다가 체액이 산성으로 기울어진다. 때문에 여름철에 몸이 쇠약해지거나 질병에 잘 걸리게 되는 것이다.

식초는 칼로리를 산출하는 영양식품은 아니지만 입맛을 돋구고 소화를 촉진하여 몸 안의 크렙스 사이클의 활동을 원만하게 해 주는 역할을 하기 때문에 건강, 장수 식품으로 평가되는 것이다. 그런데 순 곡으로 만든 식초보다 합성식초가 판을 치고 있으니 안타깝기만 하다.

귤이나 석류 또는 유자, 포도, 사과, 감으로 만든 식초는 합성식초보다 맛이나 향기 또는 영양 상으로 월등하다. 건강 장수를 위해서는 하루에 식초 섭취량은 약 40-50cc가 바람직하다.

▶ 피로회복과 식욕촉진

향긋한 감미를 좌우하는 당분과 유기산들이 여름철 과일 속에 듬뿍 농축되어 있다. 참외, 수박, 복숭아, 포도 같은 싱싱한 청과물들이 식욕 촉진과 피로 회복에 월등한 효능을 발휘한다는 사실만으로도 알 수 있다.

청량 감의 으뜸인 유기산은 구연산으로 주석산, 사과산들은 모두 산뜻한 맛을 보여 주는 동시에 위액의 분비를 촉진하고 피로물질을 제거하는 데 좋은 식품이다.

여름철 증후군(症候群)의 원인 중 가장 중요한 것은 산혈과 수분이다.

여름철에는 우리의 체액이 자못 산성으로 기울기 쉽다. 따라서 산혈증을 중화시켜 기울어진 혈액의 상태를 바로잡아주는 것이 여름철 증후군을 추방하는데 가장 중요하다.

　여름철에 과일류를 권장하는 이유는 복숭아, 포도, 참외, 수박 등이 모두 강력한 알칼리성 식품이기 때문이다. 여기에는 무기질, 비타민, 당분 등을 갖추고 있어서 여름철에 수분과 전해질 대사의 불균형을 바로 잡아주는데 알맞기 때문이다.

　그러면 수박과 복숭아의 효능은 어떠할까?

　복숭아는 소화를 돕고 육류나 생선으로 발생한 식중독일 때도 이를 중화시켜 준다.

　수박은 강력한 이뇨(利尿) 작용으로 신장병을 비롯하여 요도염이나 방광염에 탁월한 효능을 발휘하고 어린이의 땀띠에 특효가 있다.

▶ 빈혈(貧血)

　피가 깨끗하지 못하면 건강을 누릴 수 없는데 피는 산소와 영양분을 운반해주는 생명의 보급로이기 때문이다. 그런데 여러 가지 원인에 의하여 피에 병적인 변화가 생겨 건강을 해치고 단명을 초래하는 경우가 많다. 그 가운데서도 가장 문제가 되는 것은 피가 탁해지면서 묽어지는 상태, 즉 빈혈이다.

　빈혈은 장수를 저해하는 가장 중요한 원인이 된다.

　빈혈의 원인은 자연의 섭리를 거역하는 현대인의 반 자연의 생활 태도나 습관이다. 예전에는 기생충의 감염 등으로 빈혈을 초래하는 경향이 많았다. 그러나 최근에는 그와는 반대로 해열제를 잘못 쓰거나, 항생제를 남용한 결과 무서운 재생불량성 빈혈로 귀중한 생명을 빼앗기는 경향이 늘어나고 있는 것이다.

식생활에 있어서 산성 식단을 강조하다가 영양상태는 좋아 보이나 빈혈이 발견되는 예가 많고 도시의 공해, 방부제, 표백제, 색소 같은 식품 첨가물, 합성세제, 농약 등이 골수를 비롯해서 조혈장기의 기능을 억제하여 악성 빈혈을 일으키는 일이 많다.

　빈혈은 몸 속의 각 세포에 산소를 공급하여 주는 혈색소가 부족한 일종의 전신 병이다.

　빈혈에는 자연의 섭리에 따르는 자연순응의 생활이 필요하다. 식생활을 개선해서 자연적으로 치료하는 것이 이상적이다. 녹황색 야채를 중심으로 한 싱싱한 채식이 빈혈 예방과 치료에 특효가 있는 것이다.

　즉 다시마, 팥, 검은콩, 시금치, 당근, 검은깨, 미역, 토마토, 딸기, 무 잎, 셀러리, 파슬리, 컴프리, 상치, 캐비지, 포도, 동물간, 해삼, 미꾸라지, 전복 등은 빈혈에 좋은 식품들이다. 피를 증혈하는 데 도움이 되는 비타민 B_1, B_2, C, 엽산, 철분 등을 많이 가지고 있기 때문이다. 그러나 설탕은 장관에서의 철분 흡수를 방해하기 때문에 멀리 하는 것이 좋다. 빈혈에는 포도주를 권장된다. 그리고 충분한 일광욕과 새벽 산책은 명약 중의 명약이다.

▶ 백미 식과 현미 식

　현미 식을 하는 사람에게서는 건강과 강렬한 생동감이 발견되었으나 일반적으로 백미 식을 하는 사람에게는 잔병이 떠날 줄 모르고 만성병이 흔하며 권태, 피로, 식욕부진, 두통이 관찰되는 예가 많다.

　현미란 벼의 껍질만 벗기고 쓸지 않은 쌀을 말한다. 이것을 인

위적으로 정미소에서 쓿어서 등겨를 빼면 백미가 된다. 이 때 쌀에 생명력이 농축하여 응집된 배아(胚芽)가 떨어져 나가는 것이다. 때문에 생명력을 상실한 식품이라고 하는 것이다.

칼로리는 별 차이가 없으나 칼슘, 인, 철 같은 무기질 비타민 B_1, B_2, E, 나이아신 등은 백미가 현미의 절반도 안 된다.

특히 비타민 B 복합제와 비타민 E는 백미에서는 거의 찾아보기 힘든 정도이다.

흰쌀 밥만 먹게 되면 피로가 쉽게 풀리지 않고 일반적으로 질병에 대한 저항력이 낮아진다. 그리고 어깨와 손발이 저리는 이유도 된다.

그리고 일본의 오사카대학 기노시다 박사는 흰쥐에게 암을 발생시키고 두 그룹으로 나누어 실험해 보았다. 백미로 사육한 흰쥐는 암이 그대로 존속하는데 비해 현미로 기르는 흰쥐에게서는 암이 소멸되는 것을 발견했다. 그 제암 효과는 바로 현미의 배아에 있는 베타 시스테롤이라는 사실을 겸하여 확인한 것이다. 현미의 배아 속에 많이 농축되어 있는 비타민 E와 아지닌 때문임을 확인했다.

아지닌은 정액의 단백질인 프로타민의 약 8할을 차지하는 필수 아미노산으로 이름이 높다.

현미에 함유되어 있는 피틴산이 무서운 방사선 물질인 스트론튬을 비롯하여 수은, 카드뮴 같은 중금속 유해 성분과 결합하여 인체내의 흡수를 막아준다.

과학적인 증거가 서지 않은 채 철저한 현미 식으로 위산과다, 위 및 만성위염, 간 질환, 십이지장궤양, 변비, 결핵성 질환, 심장

질환, 고혈압, 당뇨병, 기관지성 천식, 악성 만성병을 퇴치할 수 있었다는 경험담과 또 완치할 수 있다는 신념이 꽤 널리 알려져 있다.

▶ **심장마비**

심장이 튼튼하지 못하면 건강하고 장수를 할 수 없다. 그것은 심장마비가 장년기 이후의 사망원인 중 으뜸을 차지하기 때문이다.

생활환경이 바뀌고 식생활이 서양화되면서 심장마비로 인한 사망률이 높아지는 현상이다.

심장마비와 관련해서 동맥경화가 특별히 대두되는 것은 관상맥(冠狀脈)이다.

심장마비의 첫째 원인인 협심증(狹心症)과 심근경색증(心筋梗塞症)은 바로 이 관상동맥의 벽이 탄력성을 상실하고 마치 수도 호스 모양으로 빳빳해져 구멍이 막히기 때문에 생기는 병이다. 심장은 하루에 10만 번 이상의 수축운동을 하는 고된 작업을 한다. 이렇게 수축 운동을 하도록 심장 근육에 영양을 보급하는 것이 관상동맥이다. 따라서 관상동맥이 빳빳해지고 호스의 구멍이 막히게 되면 협심증이나 심근경색증이 생기고 이 상태가 반복되거나 장기간 지속되면 무서운 심장마비가 생기게 되는 것이다.

심장마비의 원인이라면 역시 콜레스테롤치, 혈압, 흡연 등이 주동적 역할을 한다는 것이 학자들의 공통적인 의견이다.

비만과 스트레알은 원인적 역할보다는 콜레스테롤 치와 혈압을 올리는 요소로 대두된다. 혈압이 최저 혈압 105 이상인 사람이 85

인 사람에 비하여 약 3배가 되고 담배를 피우는 사람은 담배를 피우지 않는 사람에 비해 약 3배 이상 심장마비의 현상이 생긴다고 한다.

심장마비를 방지하기 위하여 약물 요법은 아트로미드를 중심으로 시행된다. 이것은 지질대사(脂質代謝)를 활발하게 해서 필요 없는 콜레스테롤을 몰아내고 혈관 벽을 보호하는 아트로미드의 임상 효과가 크게 인정되고 있기 때문이다.

식이요법의 급소는 짠 음식과 지방 식을 금하고 야채와 같은 알카리성 식품을 주로 한 메뉴를 짜야 하고 될 수 있는 한 육류를 피하는 일이다.

그리고 평소에 적당한 운동을 겸하는 것도 심장마비의 원인을 예방하는 방법 중의 하나이다.

그리고 식이요법으로는 고급불포화지방산(高級不飽和脂肪酸)이 많이 들어 있는 참깨와 들깨, 흰 살코기, 콩, 미역, 김, 다시마 등이 좋고 여기에 함유되어 있는 알긴산은 혈관 벽에 콜레스테롤이 붙은 것을 막아주어 심장마비의 예방이 된다. 그밖에 토마토, 귤, 표고버섯, 시금치, 캐비지, 연뿌리, 당근, 무, 현미 등도 심장마비 방지에 좋은 식품이다.

▶ 감잎과 솔잎의 효능

솔잎은 중풍을 예방하고 감잎 차는 주독을 해소해 준다는 말이 있다.

솔잎과 감잎은 건위, 강장, 보혈, 동맥경화증, 고혈압, 당뇨병 등의 성인병을 추방하여 준다.

솔잎을 날마다 100개 정도씩 씹어 먹으면 다음과 같은 효력이 있다는 것이다.

신경통이 깨끗이 가시며, 윤기가 없어지고 회색으로 변해가던 머리털이 다시 검어지고 윤기가 생기며, 숨이 차고 가슴이 두근거리던 심장병 증세도 없어지고 안색도 좋아지고 피로감이 없어지며, 다시 젊어진 듯 몸이 가볍고 걸음도 빨라진다는 것이다.

본래 솔잎은 중풍은 물론 위장병, 류머티스, 천식, 폐결핵, 늑막염, 불면증, 당뇨병, 탈모 등에 탁월한 효능을 발휘한다고 했다.

감잎을 차로 끓여 마시면 고혈압, 당뇨병, 심장병, 동맥경화증에 효력이 있다고 한다.

솔잎과 감잎의 효능은 그 속에 많이 농축되어 있는 엽록소와 비타민 A, C, K라고 말하는 학자들이 많다. 엽록소는 녹황색 식물의 생명력을 좌우하는 효소이며 비타민 A, C, K는 혈관 벽을 강하게 보호해 주는 비타민으로 밝혀졌기 때문이다.

▶ 잣과 정력보강

소나무 과에 속하는 늘푸른 큰 키 나무로 나무 껍질은 회감색이나 묵으면 조각이 되어 떨어진다. 높이 10-30m정도, 지름 1,25m 가량이고 잎은 다섯 잎씩 뭉쳐나는데 바늘모양을 하고 있다. 잣은 평온하면서 맛이 달며 독은 없다.또 정력을 보강하고 식은땀을 멎게 하며 기력을 높이고 비위를 튼튼하게 해준다.

잣을 오래 먹으면 피부가 윤택해지며 대변이 순조롭고 소변 잦은 것을 멎게 하며 요통에 좋은 효과가 있다. 즉 여자의 미용이나 신경쇠약 및 뇌신경 쇠약에 없어서는 안될 양약(良藥)이다. 잣을 장복하려면 술에 하룻밤 담갔다가 말려 이를 황정즙(黃精汁)과 2-3시간 달여 다시 말려서 사용한다.

　변비가 심한 때에는 잣, 대마인(大麻仁)을 같은 양으로 가루를 만들어 꿀과 식초로 개어 녹두 만한 크기의 환약을 만들어 날마다 식전에 세 차례 따뜻한 물로 복용한다.

　뇌신경쇠약, 양기부족, 심장허약, 거친 피부에는 잣 600g을 술에 하룻밤 담갔다가 말려서 가루를 만들고 연밀(煉蜜)과 백출가루(白朮粉) 300g으로 개어 녹두 만한 크기의 환약을 빚는다. 이것을 날마다 식전에 세 차례 30-40알씩 복용하면 되고, 심한 변비에는 10알을 더 복용한다. 이 처방에 대추살 300g과 생지황(生地黃) 말린 가루 반 근을 더하면 더욱 효과가 있다.

　경풍(驚風), 간질(癎疾)에는 날마다 식후에 세 차례씩 따끈한 물로 잣 3.75g, 어른은 7.5g을 복용하면 보조 치료에 좋다.

　초기 중풍(中風) 구급법에는 잣나무잎 한 묶음, 파 흰 부분과 뿌리 한 묶음을 술을 약간 탄 물 2사발에 달여 이것이 반이 되면 날마다 5-7회 2큰술씩 복용하고 중환자는 3-5큰술을 복용하면 된다. 단 고혈압이나 중풍에는 술을 넣지 않도록 한다.

　양기쇠약, 사지냉통(四肢冷痛), 기혈불순(氣血不順), 늙기도 전에 쇠약해 질 때는 봄철에 잣 나뭇잎 마른 것 1.8kg, 원지(遠志) 속심을 뺀 것 1.2kg, 백복령(白茯笭) 600g을 가루로 만들어 연밀(煉蜜)로 개어 녹두알 크기의 환약을 빚어 날마다 식후에 세 차례 따끈한 물이나 음양곽주(淫羊藿酒)로 30알씩 복용하면 된다. 음약곽주는 음양곽 600g에 배갈 또는 소주 3홉을 붓고 7일간 담근 것이다.

제4장

가정요법

이 장에서 소개되는 한방약은
한의원이나 한약방에서 조제할 수 있다.

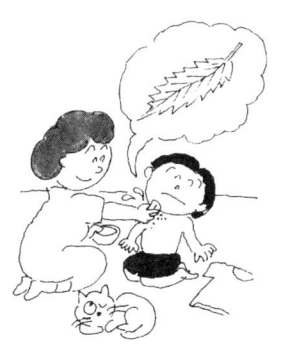

1. 혈압과 대사(代謝)

● 고혈압(高血壓)

 40세에 이르면 누구나 한번쯤 생각해 보고 두려워하는 것이 고혈압이다.
 혈압이 높은 자는 운동을 삼가야 한다. 운동을 하게 되면 더 많은 혈액을 필요로 하므로 심장의 맥동이 심한 자가 더욱 빠르고 큰 맥동을 계속해야 되므로 더 높은 혈압을 갖게 된다. 가볍고 적당한 운동 외에 심하다고 생각되는 것을 삼가야 된다.
 특히 감정이 격하면 더욱 상승해지므로 중풍(中風)을 유발할 경우가 있다.
 음식물이나 기온관계도 마찬가지다. 너무 뜨겁거나 찬 것은 금물이며, 동물성 단백질 섭취는 피함이 좋다.
 즐겨 먹어야 할 것은 적은 양에 특히 채소류를 끈기와 인내로서 오래 복용해야 된다. 치방(治方)으로는 육미지황탕(六味地黃湯), 녹용대보탕(鹿茸大補湯), 귀비탕(歸脾湯) 등을 들 수 있다. 먼저 육미지황탕은 고혈압엔 물론이며 전형적인 비만증에 효과적이며 녹용대보탕은 고혈압환자에게 이상적이다. 끝으로 귀비탕은 신경성 고혈압환자에게 이상적인 것으로 여성의 고혈압 치료제로 크게 활용되고 있다.

● 저혈압(低血壓)

 우리는 흔히 고혈압에는 많은 관심과 신경을 쓰고 있지만 저혈압은 거의가 무관심 상태이다. 그러나 고혈압 못지 않게 괴롭고 치료가 어려운 것이다. 말단이 가는 동맥의 긴장이 풀려 버려서 혈액이 모세관으로 흐르기 쉽기 때문에 동맥의 혈압이 보통보다 낮아지는 것을 뜻한다. 일반 증세로는 피로가 쉬우고, 매사에 활동성이나 의욕이 없고 어지러우며, 위 기능이 약해서 소화장애가 오고, 맥박 수는 적으나 가벼운 운동을 해도 갑자기 빨라진다. 여기에 치방으로는 진무탕(眞武湯)이나 마황세신부자탕(麻黃細辛附子湯)이 있다.

진무탕은 머리가 무겁고 아프며 피로감이 심하고 장이 안 좋으며 설사를 할 때 쓰며, 마황세신부자탕은 사지에 냉감을 가질 때나 머리가 아프고 무거울 때 효과적이다.

식양요법으론 육류로서 지방질이 많은 것은 모두가 좋은 줄 아는데 이것은 잘못된 생각이고 평소에 규칙적인 생활과 명랑한 마음으로 체질에 맞게 운동을 하는 것이 약보다 더 중요하다.

● 협심증(狹心症)

심장의 관상동맥(冠狀動脈)이 혈전(血栓)으로 막히거나 좁아져서 그 때문에 혈행이 원활하지 못해서 발작적으로 일어나는 증세다. 심장이 약한 사람에게는 몇 분전에 가슴이 답답하고 팔, 다리, 어깨에 이상한 감각이 오는 것 같고 불안이 오며 식은 땀이 나기도 한다.

치방으로는 우황청심환(牛黃淸心丸)과 진보단(眞宝丹) 효과적이다. 협심증의 발작이 일어났을 때는 전문가의 응급조치를 받아야 한다.

● **당뇨병(糖尿病)**

　이는 현대병으로서 영양가 높은 음식물이 하나의 병인이 될 수 있다. 그 외에 유전적인 체질, 심신(心身)의 과로, 간장병, 동맥경화, 매독 따위도 원인이 된다.

　직접적인 원인은 췌장 속의 내분비선(란개르한스)의 이상으로 생긴다. 이 내분비선에서는 인슐린이라는 호르몬이 분비되고 있는데 이 인슐린은 글리고오겐이 당분으로 바꿔 가는 것을 방지하는 역할을 한다. 그런데 여기에 이변이 생기면 그 기능이 활동을 못하게 되어 췌액이 애써 함수탄소를 포도당으로 만들어 간장이나 근육에 보내어 글리고오겐으로 만든 것이 다시 본래의 당분으로 되돌려지고 말기 때문에 생기는 것이다. 이 병의 원인은 이러하지만 여기에 정신적 영향도 큰 비중을 차지하고, 경우에 따라서는 생리적 원인이 없어도 혈중의 혈당치나 요당(尿糖)이 검사에서 검출되기도 한다.

　여기엔 안정이 절대적으로 필요하다. 단것이나 기름진 것을 먹으면 살이 찌개 되므로 열이 생기고 열은 발산하기가 어려우므로 위로 올라 소갈병으로 물을 자주 찾게 된다.

　여기에 처방으로 도인승기탕(桃仁承氣湯), 죽엽석고탕(竹葉石膏湯), 육미지황환(六味地黃丸), 십전대보탕(十全大補湯) 등 여러 가지가 있다. 죽엽석고탕이란 초기의 처방으로 미열이 있을 때, 육미지황환은 소갈증에 쓰며 여기에 맥문동(麥門冬), 오미자(五味子), 천화분(天花粉)을 첨가하여 써도 이상적이다. 도인승기탕은 식욕이 항진하며 갈증이 있고 대변이 조(燥)한 것으로 중초(中焦)의 소갈에 크게 효과적이다. 십전대보탕은 장기간 계속해서 복용하면 체력이 떨어지고 피부에 옹창이 생겨 치유가 안될 때 효과적이다.

　식양요법(食養療法)으론 당분이나 녹말, 단백질 과잉 섭취 등에서 오는 것이므로 이를 피하고 산성 식품의 과잉 섭취도 피해야 된다.

　특히 단식을 실행한 뒤에는 보리나 현미로 식사해야 되고 야채류를 주로 해야 되는데 당뇨병 치료는 장기적으로 자신의 비장한 각오가 필요하다.

● **각기병(脚氣病)**

　각기는 비타민 B의 결핍으로 손발, 입술 등이 저리고, 숨이 가쁘며 부종(浮腫)이 있고 보행에 곤란을 겪는다. 산후 수유(授乳) 때 부인에게 많이 생기는데 장 속에 비타민 B를 분해하는 효소(酵素)를 발생하는 균이 있어서 섭취된 비타민 B를 파괴시켜 각기에 걸리기 쉽다. 여기에 처방으로 계명산(鷄鳴散), 대시호탕(大柴胡湯), 당귀작약탕(當歸芍藥湯), 육미지황환(六味地黃丸), 육군자탕(六君子湯), 오적산(五積散) 등 많은 것이 있는데 여기에서 계명탕은 발이 저리고 가슴이 두근거리고 발에 부종이 있을 때 효과적이다. 대시호탕은 식욕이 떨어지고 변비가 있고 발이 저리며 종아리가 아플 때, 당귀작약탕은 임신중의 각기나 산후의 각기, 육미지황환은 보행이 곤란한 노인 각기에 특히 크게 효과적이다. 여기에 부자(附子), 육계(肉桂)를 첨가시키면 더욱 좋다. 육군자탕은 체질이 허약한 자로서 하지(下肢) 권태, 가벼운 부종, 지각마비 등이 있을 때나 위 기능이 무력한 자에게 효과적이다. 끝으로 오적산은 하지의 가벼운 지각마비, 기운이 없어지고 냉감이 나타날 때 좋다. 식양요법으로는 비타민 B는 열에 약하므로 날로 먹는 것이 원칙이며 주로 채소류나 현미에 많다. 특히 동물의 내장이나 귤을 껍질째 먹는 것이 좋다.

● 빈혈증(貧血症)

빈혈은 체내의 피 부족 현상을 뜻하는 것으로 온몸에 힘이 없고 머리가 어지럽고 흐릿하며 일어나면 현기증이 오고 귀가 운다. 또는 가슴이 두근거리며 숨이 차고 때때로 자고 나면 눈두덩이 붓고 손발에 쥐가 자주 난다. 빈혈은 여러 가지 증세가 있는데 출산 후 심한 출혈, 각혈, 토혈, 자궁출혈, 그리고 체내의 기생충, 영양실조, 조혈력(造血力) 약화 등을 들 수 있다.

여기에 식양요법으로는 소의 간이 이상적이고 자라의 피와 뱀장어, 붕어탕도 좋다. 식물성으론 당근, 팥밥, 양파, 연근(蓮根), 시금치 등이다.

그리고 어렵지 않게 가정에서 할 수 있는 것은 염소에다 사물탕(四物湯) 한제를 지어 넣고 곰을 하여 복용하면 가장 효과적이다.

● 점액수종(粘液水腫)

갑상선의 작용이 저하되었거나 소실되었을 때 일어나는 병으로 30-50세의 여자들에게 많다. 점액수종이 되면 동작이 활발하지 못하고 모든 일에 권태를 느끼고 귀찮아 한다. 정신력도 둔하고 기억력이 감퇴되어 원활치 못하고 피부가 거칠고 땀이 적게 나며 몸이 붓는다. 바세도우 씨 병의 반대다. 처방으론 자각증상(自覺症狀)을 어느 정도 완화시킬 수 있는 정도 밖에 되지 않는다.

● 비만증(肥滿症)

 비만증은 많은 사람들이 고민하는 것 중의 하나로서 특히 여성들이다. 살이 찐다 해서 하루에 우유나 과일, 빵 몇 조각으로 때우는데 참 한심스러운 일이 아닐 수 없다. 그리고 요즘 시중 근교 약국에 많이 나도는 양약이나 한약도 많은 사람들이 복용하고 있는데 비만증을 약으로 치료한다는 것은 불가능한 일이다. 비만은 고혈압, 동맥경화, 변비, 치질, 담석증을 일으키기 쉬우니 이를 막기 위해선 적당한 운동과 감식만이 있을 뿐이다.

 운동으로서 몇 가지 예를 들면 제자리 뛰기 5분, 누워서 발목을 고정시키고 상체를 일으켜 세우기 20회, 줄넘기 5분, 한 손을 머리 위에 대고 옆구리운동 15분 등 많은 것이 있다. 지방질을 줄이면서 아침, 저녁으로 적당한 운동을 하는 것이 가장 효과적이다.

● 아디슨 씨 병

 이 병은 아디슨 씨가 발견한 것으로 양쪽 부신의 활동이 나빠져서 일어나는 것이다. 이 병에 걸리면 피로하기 쉽고 식욕이 떨어지고 몸도 여윈다. 그리고 피부에 적갈색(赤褐色)의 색소를 띠며 특히 얼굴, 목, 손발에 나타난다. 그 외에 생리적으론 유두(乳頭), 항문(肛門), 겨드랑이, 성기와 그 주위에 두드러지게 나타난다. 혈압도 떨어지고 체온도 내려간다.

 여기에 치방으로 감초탕을 들 수 있는데 가슴이 두근거리고 숨이 가쁜 증세에 좋으며, 또 하나 육미지황환이나 팔미환(八味丸)에다 부자(附子), 육계(肉桂)를 더 가미하면 이상적이다. 이것은 보통 환제로 되어있지만 탕으로 지어 쓰는 것이 더 효과적이다.

● 바세도우 씨 병

이 바세도우 씨 병에 걸리면 신진대사가 왕성하게 되어 맥박이 100에서 150이나 되고 땀이 많이 나게 되며, 피부가 축축하고 오줌도 쉬 나오며 안구가 돌출하고, 시선을 위에서 아래로 움직이면 안검(眼瞼)은 안구(眼球)와 함께 아래로 움직이지 않고 안검과 각막과의 사이의 한 부분이 넓게 된다. 환자는 신경과민이 되어 흥분을 잘 하고 기분이 울적하여 불안 불면을 가져 오고 여자인 경우에는 월경불순, 남자는 성욕이 감퇴한다. 때로는 미열이 나며 식욕이 없고 합병증으로 고혈압이나 결핵이 따르기 쉽다.

여기에 처방으로 반하후박탕(半夏厚朴湯)은 불안감, 불면 등이 있을 때 효과가 있으며, 이때 계지(桂枝), 감초(甘草), 용골(龍骨), 모려분(牡蠣粉)을 가미하면 좋다.

감초사심탕(甘草瀉心湯)은 설사가 날 때나 배가 끓고 안 좋을 때, 우왕청심환은 정신적인 과로나 불면, 초조, 불쾌감이 있을 때 좋은 약이다.

식양요법(食養療法)으론 야채나 해조, 우유 종류가 좋고 지방질이 많은 것은 피함이 좋다. 그러나 생선종류는 좋다.

2. 정신(精神)과 신경(神經)

● 정신분열증

보통 신경쇠약과 같은 증상에서 시작되는 것으로 차츰 중증으로 변화하여 환각(幻覺)에 사로잡혀 혼자서 중얼거리거나 웃거나 때로는 울고 혹은 난폭한 행동을 하게 된다. 또 환각이나 망상에 사로잡혀 누군가가 자기를 쫓는 듯한 불안한 상태를 갖는다. 이 정신분열증은 낫는다 해도 재발되는 경우가 있다.

치방으로는 진사산(辰砂散), 진심단(鎭心丹), 반하후박탕, 소승기탕(小承氣湯) 등 여러 가지를 들 수 있다. 진사산은 양약으로 안정제만을 복용해 왔을 경우 이 환제를 쓰면 좋다. 진심단은 양증(陽症)으로 발광하거나 난폭한 행동을 하는 자에게 효과적이며 반하후박탕은 조울증을 나타내고 염세적인 생각을 가져올 때, 소승기탕은 감정의 동요가 급박한 경우나 변비가 있는 자에게도 좋다.

● 간질병(癎疾病)

간질은 갑자기 기성을 지르며 의식을 상실하고 쓰러져 발작을 일으키게 되는 증상이다.

회복 후엔 심한 두통이나 피로감을 느끼며 환자는 그 동안에 일어났던 일을 전혀 기억 못한다. 이것은 증상에 따라 한 달에 몇 번 일으키는 사람도 있고, 한 달에 한 번 혹은 일년에 한 번 정도도 있다. 이런 사람은 육류나 기름기는 되도록 피하고 자극성 있는 음식도 피하는 것이 좋다. 채식을 위주로 뼈 많은 생선을 뼈째 조리해서 먹을 것이며 해조류도 좋다 처방으론 청심곤담환(淸心滾痰丸), 용뇌안신환(龍腦安神丸), 진심단(鎭心丹) 등이 있는데 먼저 청심곤담환은 간질의 발작이 있고 일상행위에 광기(狂氣)가 있는 경우에, 용뇌안신환은 발작이 심한 상태일 때, 진심단은 진성 간질이 오래 계속되었을 때나 정신분열 증상에도 쓰인다.

민간요법으론 간질이 발작하려고 할 때는 대개 목, 등뼈의 양쪽, 복부의 각 부분을 살펴보면 딱딱해져 있는 경우를 발견할 수가 있다. 그러니 이러다가 발작하게 되므로 미리 손으로 만져서 응결된 곳을 충분히 풀어 주도록 하면 발작을 미연에 방지할 수 있다. 그리고 변비가 생기는 것도 발작을 재촉하는 결과가 되므로 통변(通便)이 원활하도록 노력해야 할 것이다. 발작을 멎게 할 수 있는 민간 요법으로는 파초의 줄기에 칼자국을 내어 두면 즙이 흘러내리는데 이것을 받아 마시면 발작을 미연에 완화시킬 수 있다.

● **신경통(神經痛)**

신경통은 종류도 많지만 가장 많은 것이 좌골신경통이다. 통증이 엉덩이부터 넓적다리 뒤쪽을 따라서 사타구니까지 이르는데 한쪽만이 그럴 때가 있다. 오래 계속되었을 땐 당뇨병, 통풍, 부인병, 감기, 알코올중독일 때도 좌골신경통을 일으키는 수가 있다. 통증은 은은하게 둔탁한 통증을 나타내므로 날씨가 좋지 않을 때나 비가 올 때는 더욱 그런 것을 느낀다. 처방으로는 소풍활혈탕(疎風活血湯), 팔미환(八味丸), 사경탕(舍經湯), 당귀사역탕(當歸四逆湯) 등이 있다.

첫째, 소풍활혈탕은 좌골신경통에 널리 활용되는 처방으로 가미하는 묘에 따라 속효(速效)를 얻을 수 있다. 팔미환은 노인성이나 허약자에게 있는 좌골신경통에 쓰인다. 여기엔 부자가 가미되어 있다. 사경탕은 견갑골신경통이나 경부신경통에 크게 활용한다. 당귀사역탕은 좌골신경통으로 환부(患部)가 심하게 냉(冷)하고 빈혈의 경향이 있는 사람에게 널리 활용되는 처방이다.

식양요법으론 동물성 지방과 단 것을 좋아하는 사람에게 보통 많이 생기므로 역시 자극성 음식을 피하고 식물성 기름을 많이 먹어야 하며, 지방 섭취는 피하고 체소류를 즐겨 먹어야 하며 체온은 항상 따뜻하게 유지해야 한다.

민간요법으론 통증 부위에 솔잎을 찧어서 뜨겁게 하여 붙이고 식으면 다시 데워 여러 번 반복한다. 또 솥에다 식초를 조금 넣고 물을 끓인다. 여기에 파뿌리를 잘게 썰어 넣고 다시 한번 더 끓여서 그 즙을 약간 뜨거운 정도로 하여 찜질해도 된다.

● 히스테리

히스테리는 보통 남성보다 여성에게 많으며 성격이 대체로 온순한 여성보다는 날카롭고 신경질적이고 허영심이 강하고 기분파이며 공상적인 성격 결함 자에게 많다.

이런 사람에게 나타나는 증상은 식욕부진, 성욕감퇴, 감정의 돌발, 흥분, 우울, 망상 등 광란의 상태가 온다.

치방으론 삼황사심탕(三黃瀉心湯), 시호억간탕(柴胡抑肝湯), 도인승기탕(桃仁承氣湯) 등이 있는데 삼황사심탕은 상기되고 기분이 산만하고 불안해 할 때에 시호억간탕은 혼자사는 여자로서 성적 갈등을 해소하지 못해서 생기는 경우에 좋고 도인승기탕은 월경

때가 되면 정신적으로 불안하고 초조하고 심하면 정신 이상이 올 때 효과적이다.

● 뇌일혈(腦溢血)과 뇌연화증(腦軟化症)

뇌일혈은 뇌(腦)의 작은 동맥(動脈)의 일부가 찢어져 출혈하는 것으로 증상은 졸중발작(卒中發作)과 몸의 좌우 한 쪽에 마비가 오는 것이다. 이때 환자는 의식을 잃고 졸도하게 된다. 보통 젊은 사람에게 많으며 뇌연화증은 뇌의 동맥이 막히어 버린 것인데 그로 해서 그 혈관으로부터 영양을 받고 있는 부분이 빈혈이 되어서 거기에 있는 신경에 장애가 일어나서 발생한다.

뇌연화증에 있어서는 마비가 처음에는 경미하나 몇 일 지나면서부터 움직일 수 없게 되거나 처음에는 손만이 마비되었다가 얼마 뒤에 다리 쪽에까지 미쳐 점점 중증으로 되는 일이 있다. 또 가벼운 경우는 일시적으로 그러다가 깨끗이 치유되는 경우도 있다.

처방으로는 우황청심환(牛黃淸心丸), 삼황사심탕(三黃瀉心湯), 지황음자(地黃飮子), 대시호탕(大柴胡湯), 만금탕(萬金湯) 등이 있는데 우황청심환은 졸중발작에 이것을 개어서 입으로 넘겨준다. 이것은 구급약으로 효과적이고 지보단(至寶丹)도 매우 효과적이다. 삼황사심탕은 충혈을 제거하고 출혈을 멎게 하며 정신적 흥분을 진정시키는 것으로 달여서 복용한다.

지황음자는 졸중발작 후 약은 넘길 수 있으나 언어장애가 심할 때, 만금탕은 체력이 약하고 반신불수가 되었을 때 가장 이상적이다. 여기에 전충(全虫)을 가미하면 더 효과적이다.

● 안면신경마비(顔面神經麻痺)

한냉의 자극에 따라 안면신경이 마비된 것으로 여름에 선풍기를 켜고 잘 경우나 마루의 다듬이돌을 베고 잤을 경우 입이 어줍고 음식물이 입안에서 겉돌고 맛도 모르며 눈꺼풀이 마음대로 움직이지 않으며 얼굴이 처지는 듯한 감각을 느끼게 된다. 이는 모두 한냉에서 오며 육체적 과로가 심할 때나 이발관에서 귀를 후비고 났을 경우에도 온다. 이는 초기에 치료하면 완전 치유가 될 수 있다. 치방으론 견정산(牽正散), 속명탕(續命湯), 이기거풍산(理氣祛風散) 등이 있다. 견정산은 구안와사증에 효과가 뛰어나다.

속명탕은 치료하는 시기를 놓쳐 굳었을 때 좋고 이기거풍산은 역시 구안와사에 효과적이다. 치료는 약물요법과 침으로도 가능하고 민간요법도 있다.

3. 내과(內科)

● 위암(胃癌)

초기엔 만성 위장질환처럼 소화불량, 식욕부진, 팽만감, 압박감 등으로 육류를 싫어하게 된다. 둔탁한 통증으로 상복부(上腹部)에 압통이 생긴다. 토한 것은 커피 색깔이 나며 위산이 결핍된다. 경과는 약 2년 정도다.

치방으로 한방에선 치료제가 없으나 그 증세에 따라 쓸 수 있는 몇 가지를 들어 본다. 반하사심탕(半夏瀉心湯)과 사군자탕(四君子湯)이 있다.

반하사심탕은 식욕부진, 메스껍고 토할 것 같으며 위부의 피로나 딴딴한 저항이 있으나 원기나 체력은 괜찮은 사람에게 좋다. 사군자탕은 암이 진행하여 기력이 쇠하고 빈혈이 있으며 부종이 나타나고 식욕이 없는 사람에게 좋다.

● 위산과다(胃酸過多)

위에서 분비되는 산의 양이 많아 산도가 정상보다 높은 데서 오는 증상이다. 식사 후 2-3시간이 지나면 시큼한 게트림이 나고 은은한 위통을 느끼며 지방성이나 달고 짠 것을 먹었을 때 더하다. 이때 알칼리성 소화제를 복용하면 낫는다.

치방으로는 시호계지탕(柴胡桂枝湯)과 안중산(安中散)을 들 수 있다. 시호계지탕은 복벽이 두텁고 손으로 만지면 복근이 긴장되고 주로 심하부(心下部)에 통증을 느끼며 복력(腹力)이 있을 경우에, 안중산은 구토가 있고 신물을 토할 때나 배꼽 주위에 통증이 있을 때, 그리고 가슴이 두근거리고 심계항진 일 때도 좋다.

식양요법으로는 제 시간에 식사를 하는 것이 중요하다.

민간요법으론 소의 음낭 즉 우낭(牛囊)을 한 쌍 구해서 고은 다음 식혀 두었다가 식전에 작은 공기로 하나 정도를 데워서 마신다.

● 위염(胃炎)

위염에는 급성과 만성 두 가지가 있다.

급성은 위의 아픔을 느끼며 구토나 설사, 입맛이 없고 소화력도 잃는다.

심한 갈증을 느끼고 배가 더부룩하며 팽팽하다. 원인은 지나치게 많이 먹거나 많이 마시거나, 여름에 부패한 음식이나 너무 찬 것을 먹었을 때 오는 수가 많다.

만성은 급성을 치료하지 않고 그냥 내버려두었을 때 식욕이 감퇴되고 소화불량증이 있고 위 부위가 아프며 트림이 난다.

치방으론 평위산(平胃散), 이진탕(二陳湯), 황련탕(黃連湯) 등으로, 평위산은 소화가 원활치 못하고 구토나 설사가 있는 급,만성에 활용된다.

이진탕은 위 부위에 통증을 느끼며 소화불량, 구토가 심할 때에, 황련탕은 위가 아프고, 메스껍고 입안에서 냄새가 날 때 효과적이다.

식양요법(食養療法)으론 위에 부담을 주는 자극성 음식 즉 향신료(香辛料)인 파, 마늘, 고춧가루, 후추가루, 양파, 소금 등은 피해야 한다. 식물성 음식물로는 우엉, 죽순, 호박, 고구마 등은 피하는 것이 좋으며 술, 담배, 커피, 청량 음료수도 물론 피해야 한다.

민간요법으론 수액이 부족할 땐 인삼을 달여서 그 물을 자주 마시고 쑥을 찧어서 그 즙을 마시면 된다.

● 위궤양(胃潰瘍)

위궤양은 증세가 위산과다증과 비슷하다.

궤양은 그 부분이 염증을 일으켜 헐고 끝내는 구멍이 뚫리고 복통이 심해서 토혈(吐血)하는 경우도 있다.

심한 통증은 식후 한 시간 정도에서 일어나는 것과 공복 때 아프기 시작하는 것 두 가지다.

처방으론 시호계지탕(柴胡桂枝湯)과 삼황사심탕(三黃瀉心湯)이 있다.

시호계지탕은 복벽은 탄력이 있고 복근을 만져 보면 긴장감이 있을 때 쓴다. 위에 통증을 느끼고 위산이 많아 더부룩하여 내리지 않을 때 효과적이다. 만일 변비가 있으면 대황(大黃)을 가미해서 쓴다.

삼황사심탕은 실증(實證)의 환자로서 위통(胃痛)과 위출혈(胃出血)이 계속될 때 좋다.

식양요법(食養療法)으로는 죽을 먹는 것이 좋다.

● 복막염(腹膜炎)

복막에 여러 가지 세균이 침입하여 염증을 일으키는 것으로 치료의 시기를 놓치면 생명에도 위험이 따른다.

복막염은 대장균이나 다른 여러 가지 세균들에 의해 발병하는데 가장 많은 경우는 충수염(虫垂炎, 盲腸炎) 때이다. 충수염은 갑자기 생기는 병증으로 그 치료 기간을 놓치면 충수(虫垂)가 파열되고 이때 많은 세균이 복막에 들어가 염증을 일으킨다.

이 때 갑자기 높은 열이 나고 입안이 마르면서 구토를 일으키고 식은땀이 몹시 흐르며 허탈상태에 빠진다. 만성은 수술이 필요 없이 한약과 침으로 치료할 수 있으나 급성은 서둘러 수술해야 한다.

여기에 치방으론 계지가작약탕(桂枝加芍藥湯)과 진무탕(眞武湯)을 들 수 있는데, 계지가작약탕은 복근(腹筋)이 딴딴하고 복만감(腹滿感)이 있으며 아랫배가 딴딴하고 막힌 것 같은 만성복막염에 효과적이다. 진무탕은 압통(壓痛), 복통(腹痛), 설사가 나고 체력이 약하여 위장이 이완될 때 좋다.

● **간염(肝炎)**

간장에 염증을 일으켜 황달이 되는데 집단적으로 발생하는 경우도 있다. 2-3주 간의 잠복 기간이 지나면 오한(惡寒)을 느끼며 38-39℃의 높은 열이 나고 두통이 심하다. 간은 붓고 피부와 눈동자가 노랗게 착색되어 황달을 나타낸다. 그러나 이때 황달이 오지 않는 경우도 있다.

치방으론 인진고탕(茵蔯膏湯)과 대시호탕(大柴胡湯) 등이 있다. 인진고탕은 초기 염증이 생기기 시작하여 상복부가 당기고 심하부로부터 불쾌함과 갑갑스러움을 느끼며 입이 마르고 맥이 잠기어 힘이 없을 때나, 황달 현상이 있을 때에 효과적이다. 대시호탕은 가슴이 답답하고 식욕부진, 구토, 심하부가 결리고 긴장감이 있을 때 효과적이다.

식양요법으론 육식을 피하고 조개 종류의 바지락이 좋다. 치자(梔子)를 달여서 그 물을 적당히 마시는 것도 좋다.

● 위하수증(胃下垂症)

위가 밑으로 처진 상태를 말하는데 소화가 원활치 못한 것은 물론이고 변이 일정치 못하며 신경쇠약, 위 부위에 압박감을 느끼며 두통, 불면, 침울, 전신 권태 등을 느낄 수 있다.

치방으로는 육군자탕(六君子湯), 향사육군전(香砂六君煎), 보중익기탕(補中益氣湯) 등을 들 수 있다. 여기에서 육군자탕은 무력한 체질의 소유자로서 복벽이 이완되고 피부가 약하며 위 부위에 압박감을 느낄 뿐만 아니라 식욕부진, 두통, 어지러움 등이 있을 때 효과적이다.

향사육군전은 정신 신경 노역이 심한 자에게 이상적인 처방이다. 보중익기탕은 위장의 쇠약을 회복하고 이완하수(弛緩下垂)를 긴장시키는 효력이 있으므로 위하수증에 활용한다.

● 기생충(寄生蟲)

십이지장충(十二指腸虫)은 10㎜ 정도의 길이로 십이지장에 기생하는 것으로 번식률이 높고 체력이 약해지며 빈혈증이 있고 피부가 거칠어진다. 손톱엔 광택이 없고 고르지 못하며 숨이 차고 머리가 아프며 온몸에 부기(浮氣)가 생긴다.

촌충(寸虫)은 기생충 중에 가장 독종에 속하는 것으로 종류는 다양하다. 이 충은 우수한 마디가 있고 마디마디 떨어진다. 체내에서 피를 빨아 먹고 사는 것으로 이것이 기생하면 불쾌감, 두통, 전신빈혈, 안색이 창백해 보인다.

● 장염(腸炎)

장카다르라고도 하는데 균의 감염에 의해서 설사를 하게 되고 배는 쪼르륵 소리를 내며 복부는 팽만하여 복통이 일어난다. 설사를 하여도 쾌통하지 않고 뒤가 무지근하여 당긴다.

치방으로는 갈근탕, 오령산(五苓散), 삼령백출산(蔘苓白朮散), 계지가작약탕(桂枝加芍藥湯), 전씨백출산(錢氏白朮散) 등이 있다.

오령산은 급성의 경우 물과 같은 설사를 할 때, 목이 마르고 소변 양이 적으며 자주 갈 때 효과적이고, 삼령백출산은 만성일 때 배가 부글부글 끓으면서 설사하며, 영양상태가 좋지 못할 때 효과적이다.

계지가작약탕은 직장에 염증이 생겨 대변이 마려운 듯하면서도 나오지 않을 때, 전씨백출산은 소아의 급·만성에 많이 활용되는 처방이다.

식양으로 보리차를 끓여 조금씩 마시고 인삼 달인 것도 간간이 먹으면 좋다. 다른 것은 일체 먹지 않는 것이 좋다.

● 십이지장궤양(十二指腸潰瘍)

증후는 통증이 있고 하혈과 복부 팽만감을 나타내며, 초기에는 심하부에 은은한 불쾌감을 느끼는데 특히 식사 2-3시간 후에 그러하다. 메스껍고 가스가 차며 위산이 많고 더부룩함을 느낀다.

● 비위(脾胃)

① 비장이 상하게 되는 원인은 외부에서 직접 자극을 받거나 술을 취하게 마신 뒤나 과식한 뒤에 방사를 즐기거나, 땀을 지나치게 흘린 뒤 찬 기운을 쐬면 비장의 기능이 상하게 된다. 이렇게 되면 식욕이 부진하고 흉복(胸腹)이 더부룩하고 아프며 산(酸)이 오르고 살이 빠지게 되며 눕기를 잘한다. 비의 기능이 상하게 되는 것은 모두 무절제에서 생기는 것으로 과음, 과식은 삼가는 것이 비위 기능을 보호하는 첫걸음이다.

② 전씨이공산(錢氏異功散)은 비위가 제 기능을 발휘하지 못하고 상실하여 허약한 때, 식욕이 떨어질 때 많이 활용된다. 내용은 보기(補氣)하는 인삼을 그 주약으로 하고 백복령(白茯苓), 백출(白朮), 감초(甘草), 진피(陳皮) 등으로 되어 있다.

③ 양허위한(陽虛胃寒)이란 찬 음식만을 먹으며 속이 좋지 않고 추위를 타며 소화기 장애가 오는 것을 말하며 위장병이라기 전에 자신의 상태가 양허하고 위한(胃寒)하기 때문이다. 이는 언제나 피로와 권태가 있고 땀을 많이 흘리며 어지럽다. 음식물은 항상 적은 듯하게 섭취해야 하며 치아를 튼튼하게 보존해야 한다. 자극성 음식도 역시 피해야 한다. 약으로는 육군자탕(六君子湯), 이중탕(理中湯), 보중익기탕(補中益氣湯), 인삼황기탕(人參黃耆湯)등이 효과적이다.

④ 위장병으로 자주 구토를 할 때는 귤껍질을 차처럼 끓여서 마시고 쌀가루에다 부추를 넣고 죽을 쑤어 먹으면 토하지 않는다.

약으로는 백출천마반하탕(白朮天麻半夏湯)도 이상적이다. 구토를 자주하게 되면 입맛을 잃고 어지럽고 두통이 생기며 사지에 동통감(疼痛感)이 생기므로 전문적인 치료를 받아야 할 것이다.

⑤ 입맛이 없으므로 기력도 없고 매사에 의욕이 없으니 이는 비위(脾胃)가 허약하고 높아지는 기온에 체력 소모가 많아서 생기는 것인데 특히 봄에 많다. 이때는 향사육군전(香砂六君煎)과 참출건비탕(參朮健脾湯)으로 기능을 돕는다.

⑥ 식곤증(食困症)

식사를 하고 나면 몸의 피로를 느끼며 잠이 오고 눕고만 싶다. 이는 특히 봄이나 여름에 많으므로 비위 기능이 허약하거나 소화 그 자체가 체력에 부담을 주어서 일어나는 현상이다.

이때는 참출탕(參朮湯)을 쓰면 기운이 없고 머리가 흐리며 자주 졸음이 오는 것을 막아 준다. 여기엔 황기(黃耆)가 주약이며 인삼, 창출(蒼朮)이 비위 기능을 보한다.

● 담석증(膽石症)

담낭(膽囊)이나 간관(肝管), 담도(膽道) 속에 담즙이 정체되어 일종의 돌같이 굳어져 딱딱한 상태를 말한다.

이때 간장이 있는 쪽에 통증이 있고, 발열이 오고 눈과 피부에 황달 증세가 따른다. 심할 때는 그 아픔 때문에 실신, 헛소리를 하고 경련을 일으킨다.

이때 처방으론 대시호탕(大柴胡湯)과 시호계지탕(柴胡桂枝湯)이 효과적이다.

특히 대시호탕은 담석증 환자에게 많이 쓰이는 것으로서 간장(肝臟) 부위가 둔탁한 통증과 메스껍고 발열, 황달 등이 있을 때 효과적이고 시호계지탕은 체질이 허약한 자의 발작을 제어하는 데도 좋으며 재발을 미연에 방지하는데도 좋다. 또 옥수수 수염 한 줌에 시호(柴胡) 오전(五錢)을 넣고 달여서 하루에 두세 번 나누어 먹어도 효과적이다.

식양요법으론 폭음, 폭식은 삼가야 되고 지방질도 삼가야 되며 담즙이 정체(停滯)되지 않도록 적당한 온도를 유지시켜 주어야 한다.

● 대장(大腸)

① 우유는 대장을 이롭게 하므로 죽을 쑤어 먹거나 그냥 마셔도 좋다.

② 오매는 풋살구를 연기로 그을려 말린 것으로 이것으로 차를 만들어 마셔도 좋다.

③ 대장의 기능이 원활치 못하거든 쌀을 볶아서 가루로 만들어 간식으로 물에 타 먹으면 좋다. 즉 미수가루로 해서 먹는다.

④ 장이 나쁘면 당연히 설사를 하게 된다. 이때는 마인(麻仁;삼씨)을 갈아서 그 즙을 마시면 변비도 없어지고 설사도 멈춘다. 설사에는 석류 껍질을 달여먹어도 좋다.

● 구토(嘔吐)

사실 구토할 때는 무엇이나 넘기면 토하게 되니 식양할 만한 음식물이 있을 수가 없다. 그러나 위가 차거나 그 기능이 약화되어서 올 때는 생강즙에 꿀을 약간 넣고 끓여서 처음에는 숟가락으로 넘겨서 일단 적응시키고 나서 마시면 된다.

위 기능이 약화되어 구토할 때는 사미곽향탕(四味藿香湯)과 곽

향평위산(藿香平胃散) 등이 효과적이다.

● 냉증(冷症)

냉증이 생기는 것은 혈액의 부족 즉 빈혈에서 오는 것과 반대로 울혈(鬱血)에서 오는 순환 장애 때문에 냉(冷)해지는 것, 체내에 수분(水分)이 편재(偏在)하여 그 자리만이 냉(冷)해지는 것, 위장이 약하여 위기(胃氣)가 제 기능을 다하지 못하여 전체적으로 원기가 없고 신진대사 기능이 쇠약해진 경우에 생긴다. 흔히 대하(帶下)를 '냉이 흐른다'는 표현으로 많이 쓴다.

그러므로 냉증(冷症)은 모두가 모자라는 허(虛)한 상태에서 오는 것이다. 허(虛)한 것은 보(補)하는 것이 치료의 대법(大法)이다. 보(補)하는데도 그 상태에 따라 다른 것이니 냉증은 온보(溫補)를 해서 열(熱)하게 해야 한다. 열성(熱性) 생약에는 부자(附子), 육계(肉桂), 오수유(吳茱萸), 당귀작약탕(當歸芍藥湯), 진무탕(眞武湯)이 대표적이다.

● 식욕부진(食慾不振)

신경성 식욕부진, 소아의 편식, 공포, 번뇌, 비애, 분노 등 정신적 감정 때문에 일어나는 경우도 있고 신체적 이상이 있는 경우도 많다. 보통 열성 병으로 말미암아 오는 식욕부진은 소시호탕(小柴胡湯)이 좋고, 신경성 식욕부진에는 향사육군자탕(香砂六君子湯)이 효과적이며 분노나 근심 같은 정신적 고뇌에는 온담탕(溫膽湯)이 좋다.

● **혈변(血便)**

혈변이 나오는 것은 소장(小腸)의 병이거나 대장(大腸) 또는 항문(肛門)의 병으로 구분할 수 있다.

소장의 병으로 출혈하는 것은 장티프스, 장결핵, 장암(腸癌), 십이지장궤양(十二指腸潰瘍) 등이며 대장에는 급성대장염, 이질(痢疾), 직장염(直腸炎), 대장암 등이다. 항문에서는 치질이나 항문열창 등이다.

처방으로는 이질이나 급성대장염일 때는 갈근황련황령탕(葛根黃連黃芩湯)이 활용되고 치질이나 항문열창에는 창출진교탕(蒼朮秦膠湯)을 쓰며 혈뇨가 심하고 안색이 창백하며 피로할 땐 십전대보탕이 좋다.

간단한 지혈(止血)로는 창목(蒼木), 지유(地楡) 2냥씩을 넣고 달여서 복용하면 지혈이 된다.

● **복통(腹痛)**

담석통증은 오른쪽 사타구니가 아프며 그 통증은 발작적, 경련적이다.

췌장(膵臟)의 산통(疝痛)은 상복부와 늑골 밑 부분에 있는 것으로 통증은 담석증보다 더 강력한 것으로 매우 심하다.

위암이나 위궤양의 통증은 식사 후나 밤에 왼쪽 사타구니가 무겁고 둔한 통증이며 때때로 발작적으로 날카롭고 찌르는 듯한 것을 느낀다.

십이지장암은 공복 때 위장의 아래쪽에 상당히 강한 통증이 일어난다.

장의 통증은 보통 배꼽을 중심으로 하여 일어난다.
여기서 처방 약은 각기 질병에 따라 치료해야 되므로 생략하기로 한다.

● 토혈(吐血)과 각혈(咯血)

토혈은 소화기 계통에서 나는 것으로 적흑색(赤黑色)을 띠고 있고 각혈은 호흡기 계통에서 나는 것으로 선홍색(鮮紅色)을 띠고 있다.

토혈은 위궤양을 비롯한 식도(食道)나 십이지장궤양(十二指腸潰瘍)때문에 그러한 부분에 암종(癌腫)이 생겼을 때에 가장 많이 나타난다. 그밖에도 월경의 대상(代償)으로서 토혈하는 경우도 있으며 히스테리, 간질로 인해서도 토혈한다.

한편 각혈은 폐결핵을 비롯한 폐장 질환에서 압도적으로 많다. 그 치료하는 처방을 간단히 적어보면 각혈의 경우는 삼황사심탕(三黃瀉心湯), 소조중탕(小調中湯) 등이 크게 활용되고 있다. 토혈의 경우는 자음강화탕(滋陰降火湯), 가미소요산(加味逍遙散)이 널리 활용되고 있다. 사실 토혈이나 각혈은 어떤 병에 따라서 일어나는 것으로 그 정도에 이른다면 그 병이 심중한 것이다.

● 구갈(口渴)

물은 별로 마시고 싶지 않지만 목이 말라 물로 축이는 경우가 있다.

또는 목이 말라 마시는 경우도 있는데, 이는 땀을 많이 흘렸을 때나, 심한 운동을 했을 때, 당뇨병에 걸렸을 때, 급성관절, 류머티즘, 위염, 위확장, 위궤양 등에서 오는 발열 때문에 목이 마른다.

구갈이 심할 때는 어떠한 병증이라도 생맥산(生脈散)이나 육일산(六一散)을 만들어 두고 이것으로 갈증을 모면하면 갈증에도 좋고 앞에서 말한 그런 병증에도 유익하다. 더위나 심한 운동과 노역 다음에 오는 갈증은 물을 마셔서 가시게 하는 것보다 귤 즙을 내서 이것으로 입안을 적셔 주면 더욱 좋다. 끝으로 잘 때 입을 벌리고 자면 입안이 마르고 갈증이 난다. 이것은 습관을 고치면 된다.

● 기관지염(氣管支炎)

기관지에 염증을 일으키는 것으로 헛기침이 나오고 가래가 끓으며 식욕부진, 미열, 두통이 있으며 감기 증세와 비슷하다. 열은 37-38도 정도다.

치방으론 소청룡탕(小靑龍湯)과 금수육군전(金水六君煎)이 있는데 소청룡탕은 기관지염에 효과적이고 폐기종(肺氣腫)에도 좋으며 기침이 심해서 양쪽 늑간이 당기고 아플 때나 구갈이 있을 때 효과적이다.

금수육군전은 특히 체력이 약하거나 노인성기관지염에 효과적이다. 가래와 담이 많을 때도 효과적이다.

● 늑막염(肋膜炎)

미열과 헛기침이 나며 식욕부진, 두통 등이 온다. 특히 습성은 호흡 곤란을 초래한다. 대개 통증은 늑간(肋間) 부분이 은은하게 아픈데 늑간 신경통처럼 찌르고 아플 때도 있다. 기침이나 재채기,

하품, 딸꾹질을 할 때는 몹시 아프다. 늑막염은 폐결핵으로 옮기는 수가 많으며 폐결핵 때문에 늑막염이 되는 경우도 있다. 일반적으로 폐염, 결핵, 장티푸스 등과 구별하기 어려울 때도 있다.

치방으로는 여러 가지가 있다.

첫째로 소시호탕(小柴胡湯)은 초기에 잘 듣는다. 두번째로 보중익기탕(補中益氣湯)은 체력이 몹시 쇠약하고 식욕 부진, 도한(盜汗) 등이 심할 때 효과적이다.

시호계강탕(柴胡桂薑湯)은 가슴이 두근거리고 숨이 가쁘고 갈증이 있으며 배에 힘이 없을 때에 효과적이다.

민간요법으론 선인장(仙人掌)의 가시를 모두 따 버리고 이것을 찧어서 그 즙을 하루 두세 번 한 번에 작은 술잔으로 한 잔씩 마시면 효과적이다.

● **폐결핵(肺結核)**

증세는 몸이 항상 나른하고 피로가 잦고 권태롭기 그지없다. 식욕이 떨어지고, 피부와 안면이 창백하며 때로는 잠잘 때 모르게 도한(盜汗)이 나고, 가끔 바튼 기침을 하고 흉부(胸部)가 뻐근하다. 오후면 머리가 아프고 무겁고 열이 없는 것도 보통 들 수 있는 예증이다. 일반인은 이런 경우 흔히 감기나 과로 때문이라고 지나쳐 버리지만, 이것이 화근이 되어 큰 병을 만들어 앓게 되고 몸져 눕게 되는 것이 일반적인 예이다.

특히 부부 어느 한 사람이 결핵에 걸렸을 땐 반드시 떨어져 요양을 해야 한다.

성생활에서는 흥분, 피로, 저항력 감퇴를 가져오며 가능한 한 금욕하는 것이 제일이다. 치방으론 소요산(逍遙散), 자음강화탕(滋陰降火湯), 당귀육황탕(當歸六黃湯), 삼황사심탕(三黃瀉心湯)등으로 소요산은 열이 높고 안면에 홍조를 띠며 갈증이 있고 기침이 있을 때 좋으며 자음강화탕은 폐결핵 처방으로 많이 쓰이는 것으로서 해소가 심하고 식욕이 감퇴하거나 설사가 있을 때 좋다.

삼황사심탕은 지혈의 효과가 뛰어나 각혈할 때 효과적이다.

식양으론 영양가 높은 음식이 좋으며 원활히 소화 흡수할 수 있도록 해야 하며, 파, 호도, 은행, 당근, 사삼(沙蔘), 뱀탕, 꿀 그리고 각혈 때는 연뿌리를 즙을 내어 마셔도 좋다.

● 폐염(肺炎)

폐염은 대엽성(大葉性)과 소엽성(小葉性) 두 가지가 있다.

대엽성은· 갑자기 40도 전후의 높은 열이 나며 열 때문에 두통, 구토, 경련, 기침과 가래, 불면, 헛소리 등이 7-9일 간 계속되다가 정상으로 돌아간다.

소엽성은 카다르성 폐염이라고도 하는데 역시 열이 높다.

치방으로 소청룡탕(小靑龍湯)은 소엽성 폐염의 초기에 좋다.

대시호탕(大柴胡湯)은 대엽성 폐염에 적합하므로 가슴 옆구리가 심하게 결리고 변비가 심한 데 좋다.

● 감기

감기라면 우리가 너무나 잘 아는 병으로서 일반 시중에 양약들도 수 없이 많다.

이 중에 카다르성 독감을 들어 본다.

식욕부진과 심한 열을 갖는 것으로 인후가 붓고 콧물, 재채기 등이 심하다.

한방으론 형방패독산(荊防敗毒散)과 소시호탕(小柴胡湯) 등이 있다.

형방패독산은 독감의 특약으로 인후가 붓고 아플 때 연교(連翹)를 더 가미하여 쓰면 효과적이다.

소시호탕은 유행성 독감으로 열이 계속 오르락내리락 할 때 가슴이 답답하고 항생제를 써도 별 효능이 없을 때 효과적이다.

소화기성 독감은 여름철 더위와 습기가 높을 때 식중독이나 급성위장염으로 복통, 설사, 메스꺼울 때 효과적이다.

4. 외과

● **타박상**

보통 외상을 입으면 피하출혈(皮下出血)을 하여 검푸른 반점(斑點)이 생기고, 피부 면에는 찰과상(擦過傷)이 생긴다. 심한 타박상인 경우엔 골절(骨折)이 되거나 조직이 마멸되고 피부가 파열되어 피가 흐른다.

우선 가벼운 외상으로 파열이나 골절이 되지 않았을 때는 그 해당 부위를 깨끗이 씻은 다음 참기름이나 생강즙으로 하루에 몇 번씩 환부에 문질러 바르면 상처가 가벼워진다.

또 참출액이 스며 나와 멍이 되어서 풀리지 않을 때는 생지황(生地黃)을 절구에 넣고 알맞게 찧어졌을 때 밀가루를 조금 넣고 다시 찧어서 그 상처를 싸맨다.

민간요법(民間療法)으로는 정도가 심하지 않은 것은 손쉽게 치료 할 수 있으므로 약 대신 해삼을 삶아서 그것을 상처부위에 붙여준다.

또 귤껍질과 삼나무 잎을 함께 달여 뜨거울 때 환부를 적셔서 계속 덥혀 가면 멍든 것이 풀리고 열도 내리며 가벼워진다.

치방으로는 삼황사심탕(三黃瀉心湯), 당귀수산(當歸鬚散) 등이 있는데, 삼황사심탕은 예기치 않은 불의의 외상으로 심적인 불안을 가져왔을 경우 외상 그 자체보다 크게 고통을 받을 것이므로 이 처방은 진정제 구실을 한다.

당귀수산은 외상으로 밖이나 골격은 이상이 없지만 안에 멍이 들어 오랫동안 고생할 경우에 쓰면 참출된 어혈(瘀血)을 풀어주므로 이상적이다.

민간요법(民間療法)으로서 허리 등을 다쳐서 움직이지 못할 경우에는 밀가루를 적당한 양의 식초와 함께 섞어서 환부에 붙인다. 이것이 마르면 다시 개어서 붙이기를 계속하는데 효과가 매우 뛰어나다.

또 생지황(生地黃)을 절구에 찧어서 나오는 즙을 술에 섞어 수시로 마시면 통증이 가시고 결리는 것이 없어질 뿐만 아니라 기동(起動)을 할 수 있다.

● 임파선염(淋巴腺炎)

이것에는 곪지 않는 것과 곪는 것 두 가지가 있는데 곪지 않은 것은 염증을 일으킨 부분이 딱딱한 혹 모양으로 누르면 아플 정도지만, 곪은 것은 일반적으로 가래톳처럼 된다.

처방으로는 황기건중탕(黃耆建中湯), 가미소요산(加味逍遙散), 귀비탕(歸脾湯)이 있는데, 황기건중탕은 누공(瘻孔)을 만들어 곪이지 않고 오래 계속될 때 당귀(當歸)를 가미하면 효과적이다.

가미소요산은 쇠약한 여자는 목단피(牧丹皮), 산치자(山梔子)를 빼고 하고초(夏枯草), 패모(貝母), 모려분(牡蠣粉), 천화분(天花粉)을 넣어서 복용하면 좋다.

귀비탕은 빈혈이 있고 쇠약한 사람이 활용하면 좋은데, 십전대보탕(十全大補湯), 보중익기탕(補中益氣湯)도 가미하면 효과적이다.

● 뾰루지와 종기

뾰루지는 화농성의 균이 피지선(皮脂腺)이나 모낭(毛囊)속에 잠입해서 염증을 일으켜 화농한 것이다. 이것은 심하지 않는 것이 보통이나 발생 부위와 균의 성질에 따라 통증, 발열, 식욕부진, 두통 등을 동반한다. 종기는 뽀루지가 응고해서 생긴 것으로 상당히 악성에 속하며 치료를 잘못하면 피하 조직에 화농염(化膿炎)이 터져 패혈증(敗血症)을 일으켜 독소와 균이 온 몸에 퍼져 목숨을 잃는 경우도 있다.

치방으로는 승마갈근탕(升麻葛根湯), 십미패독산(十味敗毒散), 내탁산(內托散)이 있는데, 승마갈근탕은 초기에 오한발열(惡寒發熱)이 있을 때 활용한다.

십미패독산은 승마갈근탕으로 열을 발산시킨 뒤 해독(解毒) 작용을 한다. 내탁산은 화농하기 시작할 때 순조롭게 화농을 촉진하여 통증을 없애려는 처방 약으로 활용된다.

식이요법에는 산성 식품을 줄이는 한편 알카리성 식품을 늘이면 효과적이다.

● **골막골수염(骨膜骨髓炎)**

이것은 뼈의 일부가 썩는 병인데 심할 경우에는 목숨을 잃게 되는 위험한 병이다.

그 증세로는 갑자기 오한(惡寒)이 생기고 높은 열이 나는데 연소자가 많이 걸린다.

그 처방으로는 감초부자탕(甘草附子湯), 내탁산(內托散), 사물탕(四物湯), 백주산(伯州散)이 있는데, 감초부자탕은 한기(寒氣)가 있고 소변이 적으며 통증이 심할 때에 사용한다.

내탁산은 초기의 급성 증상이 일단 가라앉고 화농이 시작할 무렵 이 처방약을 활용한다. 사물탕은 빈혈과 변비, 하지의 골격이 원활하지 못할 경우 별갑(別甲), 모려분(牡蠣粉), 녹각(鹿角) 등을 가미해서 사용한다. 백주산은 누관(漏管)이 생겨 배농이 있는 사람에게 다른 처방약과 함께 복용하면 효과적이다.

● **동상(凍傷)**

이것은 한냉(寒冷)에 의해서 생기는 병으로 정도에 따라 전신성(全身性)과 국소성(局所性)으로 나눌 수 있다.

국소성은 체질이나 질병에 의하여 걸리기 쉽고 사지(四肢)의 말단이나 코, 귀 등의 노출 부위에 많이 생긴다. 이 국소성 동상은 제1차에서는 환부(患部)의 발적(發赤), 종창(腫脹)이 있고 감각이 둔해진다.

이렇게 며칠이 경과되면 충혈이 되고 작열감이 있고 통증을 느끼며, 몹시 가렵고 가벼운 부종을 나타낸다.

제2차에서는 제1차 부분에 수포(水泡)가 생기는데 경우에 따라서는 화농하여 통증이 더욱 심하고 치유된 뒤에도 가벼운 반흔(瘢痕)을 남긴다.

동상은 조직의 괴저(壞疽)를 가져오는 것으로 환부는 손상된 직후 창백하고 냉해지며 감각이 전혀 없게 된다. 날이 갈수록 그 부위의 색깔이 자남색(紫藍色)에서 흑색으로 되며 건강한 부위와의 경계에 동통이 생기고, 괴사부(壞死部)는 차츰 물러서 탈락하여 궤양이 된다.

제3차에서는 피부뿐만 아니라 피하(皮下)나 뼈에까지 미쳐서 손가락, 발가락 등이 빠지는 경우도 있다.

그리고 전신성은 전신의 냉각에 의해 장애가 생기는데 피로, 주취(酒醉)등이 그 장애의 원인이다.

증상은 한기(寒氣)가 일고 몸이 떨리며 피로, 권태감이 심하며 걸음걸이는 술취한 것과 같다.

또한 의식이 몽롱해져서 환각(幻覺)을 일으키고 마침내는 실신 졸도하고 심장마비를 일으켜 사망하게 된다.

그 치방으로는 당귀사역탕(當歸四逆湯), 계지탕(桂枝湯), 당귀작약산(當歸芍藥散) 등이 있는데, 당귀사역탕은 가벼운 동상, 물집이 된 동상, 괴저가 된 동상, 홍반(紅斑)을 띤 동상에 보편적으로 쓰여진다.

이 처방에는 대개 생강(生薑)이나 오수유(吳茱萸)를 가미해서 사용한다.

계지탕은 전신성 동상이 가벼운 사람으로서 두통과 피로가 있을 경우 인삼을 가미해서 복용하면 회복이 한층 빨라진다.

당귀작약산은 체력이 약하고 냉하여 동상에 걸리기 쉬운 체질인 사람이 예방약으로 활용하면 효과적이다.

식양요법(食養療法)은 동상에 걸리지 않도록 식물유(植物油)로 음식물을 조리하여 먹어야 한다. 아울러 침구 요법으로 국소적인 부위를 찔러 피를 자꾸 흘리게 하면 치유에 효과적이다.

● 치핵(痔核)

치핵의 크기는 보통 콩 정도지만 손가락 크기 만한 것도 있는데, 처음에는 항문괄약근(肛門括約筋)보다 안쪽 점막에 발생한다. 통증은 횟수를 거듭함에 따라 심해지며 변에 피가 섞이게 되는데,

그 양은 극히 소량이지만 경우에 따라서는 다량의 피가 나오므로 빈혈을 일으키는 경우도 있다.

　치방으로는 진교백출환(秦膠白朮丸), 창출진교탕(蒼朮秦膠湯), 괴화산(槐花散), 감초탕(甘草湯)이 있는데 진교백출환은 안팎에 치핵(痔核)이 있어 그 부위에 염증을 일으키는데 쓴다.

　종창이 되고 출혈이 있으며 변비일 때 이 환약(丸藥)을 복용하는데, 계속 복용하면 완치할 수 있다. 창출진교탕은 진교백출환과 똑같은 약효가 있으나 다만 첩약으로 쓰여지며 효과가 뛰어나다. 괴화산은 염증으로 인해 열기와 출혈이 있을 때 이 가루약을 쓰면 효과적이다. 계속 이러한 증세가 나타나면, 정도가 지나쳐서 빈혈상태에 이르게 되는데 이때 당귀교애탕(當歸膠艾湯)을 활용하면 된다.

　감초탕은 통증이 심할 경우 이것으로 환부를 뜨겁게 해주면 탈항은 완화된다.

　식양요법으로는 통변이 중요한 것이므로 통변이 잘 되는 음식물이면 이상적이다.

　그리고 배변 뒤에는 그 부위를 깨끗이 닦고 건조시켜 두는 것도 중요하다.

　민간요법은 수치질에는 마늘을 석쇠에 올려놓고 구워서 즙을 내어 거즈에 발라 따뜻하게 한 다음 환부를 마사지한다.

　또 해삼(海蔘)을 검게 태워 참기름으로 개어서 수치질이 있는 환부에 발라주면 그 효과가 뛰어나다. 또 거미줄을 많이 모아서 무명실처럼 꼬아 수치질 뿌리를 꼭 묶어두면 떨어지게 된다.

● 치루(痔漏)

항문 주위에 관(管)과 비슷한 구멍이 한 개 또는 여러 개 생겨서 그 구멍에서 항상 농(膿)이 흘러나오는 지저분하고 성가신 병이다.

처방으로는 탁리소독음(托裡消毒飮), 방풍통성산(防風通聖散), 마행감석탕(麻杏甘石湯)이 있는데, 탁리소독음은 누관이 나지 않고 배농(排膿)이 그치지 않은 쇠약한 사람에게 좋다. 방풍통성산은 결핵성이 아닌 치루로 체력도 있고 비만한 체질로 변비가 있어 곤란할 때 이 처방 약을 활용하면 된다.

마행감석탕은 결핵성으로 기관지염을 병발했을 경우에 효과적이다.

식양요법으로는 폭음, 동물성 단백질과 지방질의 과식을 피하고, 식초, 과일, 커피 등의 자극성 식품을 줄여야 한다.

● 탈항(脫肛)

항문 가까이에 있는 직장(直腸)이 항문 밖으로 튀어나오는 것인데, 보통 골반(骨盤)속의 근육에 의하여 받쳐져 정상적인 위치를 유지하고 있으나, 근육이 약한 사람의 경우에 그렇게 된다. 탈항은 기허(氣虛)에서 생기는데, 가벼운 경우는 자연히 원상으로 환원된다.

처방으로는 보중익기탕(補中益氣湯), 당귀작약산(當歸芍藥散), 진인양장탕(眞人養臟湯), 제항산(提肛散)이 있는데, 보중익기탕은 허약한 체질의 경우 이 증세를 나타내면 이 처방약이 이상적이며, 영신초(靈神草)와 적석지(赤石脂)를 가미하면 특효가 있다.

당귀작약산은 냉증(冷症)으로 혈색이 좋지 않고, 탈항의 증세를 나타내면 이 처방 약이 이상적이며, 여성의 잦은 분만 후에 탈항이 오면 이 처방 약을 복용하면 효력이 있다.

진인양장탕은 만성적인 설사 때문에 탈항이 되었을 경우 이 처방약을 복용하면 된다. 제항산은 탈항과 자궁탈출에도 뛰어난 효과가 있는 가루약이다. 또한 이 제항산을 보중익기탕과 겸용하면 처방 약 중 가장 효험이 뛰어나다.

식양요법으로는 변비가 탈항을 유발하는 주원인이므로 통변을 원활케 하는 음식물을 선택해서 섭취해야 한다.

민간요법으로는 덥고 약한 소금물로 깨끗이 씻어주는 것이 좋으며 자극성이 없는 올리브유, 동백유, 바셀린 등을 발라 손으로 밀어 넣으면 대부분 원상태로 돌아간다.

5. 비뇨기(泌尿器)

● 매독(梅毒)

　매독은 고질적인 병으로 스피로헤타파리다 라는 세균으로 담(痰), 정액, 모유에까지 파고들어 키스만 해도 전염되고 물건을 같이 사용해도 전염되는 경우가 있다. 증상은 1, 2, 3, 4기로 나눌 수 있는데 제1 증상은 매독균이 침입하면 여자는 대소음순에 팥알 만한 크기의 작은 멍울이 생긴다. 잠복기간은 3주일 정도로서 멍울은 차츰 커서 손가락 끝만큼 되어 표피가 터지면서 딱딱한 검정 결점이 생긴다.

　제2 증상으론 1의 증상이 3일 정도 계속되다 잠잠해진다. 이것은 나은 듯 싶으나 사실은 국부로부터 온몸으로 침입하기 시작하는 조짐이다. 가슴, 배, 등, 수족의 관절에 장미 빛 반점이나 완두콩 정도의 누렇고 붉은색의 발진(發疹), 농포(膿疱), 흰 원형의 반점 따위의 여러 모양, 여러 색깔의 발진이 나타난다. 그리고 머리털도 빠지기 시작한다.

　이러한 상태가 나았다가 다시 나타나는 식으로 3-10년 가까이 계속된다.

　제3기 증상은 내부에 침입하여 심장과 대동맥, 뇌동맥, 간장 등에 매독성의 위험한 병을 일으킨다. 코의 연골(軟骨)로 침입되면 코먹은 소리가 나며 코가 없어지기도 한다.

　4기 증상으로 뇌척추가 침범당하고 마비현상이 온다. 결국은 폐인이 되는 것이다. 매독은 선천성을 지니고 있으므로 2세에 크게 불행을 안겨다 준다.

치방으로 용담사간탕(龍膽瀉肝湯), 시근모려탕(柴根牡蠣湯), 십미패독산(十味敗毒散) 등을 들 수 있다. 용담사간탕은 1기 매독의 하감(下疳)이나 여자로선 분비물이 있고 가려움과 종창되었을 때, 시근모려탕은 3기의 체표에 가까운 옅은 곳에 나타난 사람에게 좋다.

십미패독산은 선천성 매독에 상용되며 두창(頭瘡)이 있고 피부 매독이 두드러진 자에게는 자원(紫圓)을 겸용한다.

● 임질(淋疾)

불결한 여성과 성교했을 때 임균이 감염되어 일어나는 것으로 3-5일이 잠복기간이다. 이 시기가 지나면 요도가 가려우며 뇨도구(尿道口)에 진득한 농액이 조금씩 나와 축축한 느낌을 느낀다.

시간이 지나면 배뇨시(排尿時)에 고통을 느끼며 점액이나 농액이 짙고 많아진다. 치료로는 2주일 정도면 되지만 게을리 하여 만성이 되면 방광염(膀胱炎), 전립선염(前立腺炎), 부고환염(副睾丸炎) 따위로 진행되어 버린다.

여자의 임질은 잠복기간도 일정치 않고 남자와 구조가 다르기 때문에 차이점이 있다. 배뇨 시에는 마찬가지로 찌르는 듯한 아픔이나 가려움이 있고 농액이 배출되는 것은 마찬가지다.

치방으로 저령탕(豬苓湯), 팔미환(八味丸) 등이 있다.

저령탕은 급성의 병증으로 요의(尿意)가 잦고 배뇨 시 아픈 경우에 쓰며 팔미환은 만성이 되었을 때 좋으나 녹용이나 녹각을 가미하면 더 좋다. 전립선이나 요도협착에도 활용된다.

식양요법으로 너무나 상식화되었기 때문에 굳이 기록하지 않는다.

● 임균성전립선염(淋菌性前立腺炎)

요도염에 걸려 있는 동안에 음주를 하거나 성교를 했을 때 전립선염으로 변한다. 우선 열이 39도 안팎에 이르고 항문에는 이상하게 압박감이 있어 배변을 하고 싶은 듯하며 배변 시에는 항상 아픔을 나타낸다. 소변은 혼탁하고 요도에서는 여전히 농액이 흐른다.

증상은 3-4주일 간 계속된다.

급성일 때는 팔정산(八正散)과 저령탕(猪苓湯)이 효과적이고 만성일 때는 청심연자음(淸心蓮子飮)이 효과적이다.

● 연성하감(軟性下疳)

연성하감은 불결한 데서 생기는 것이므로 병원균에 감염되고 나서 잠복기간은 2-3일 정도다.

사타구니나 성기에 붉은 여드름 모양으로 결절(結節)이 생기는데 빨리 곪아서 딱지가 되고 찌부러져서 부드러운 살색의 궤양이 된다. 그리고 약간만 닿아도 신경이 찔리는 듯한 강한 통증을 느끼며 노란 고름모양의 것이 괸다. 치료 기간은 3-4주일이면 되는데 그 분비물이 다른 곳에 닿으면 새 연성하감이 되므로 청결해야 된다.

처방으로 고삼탕(苦蔘湯), 대황목단피탕(大黃牧丹皮湯), 탁리소독음(托裡消毒飮) 등을 들 수 있다.

고삼탕은 궤양의 분비물이 많고 아픔이 끊이지 않으며 가래톳이 생겼을 때, 대황목단피탕은 염증이 심한 초기, 탁리소독음은 경과가 길고 배농(排膿)이 계속될 때 좋은 효과를 볼 수 있다.

● 부고환염(副睾丸炎)

임균이 수정관(輸精管)으로부터 고환에까지 거슬러 올라가 염증을 일으켜서 부고환염이 된다. 특히 임균성 요도염이 있을 때 술이나 심한 성교는 부고환염을 일으키기 쉽다.

이때는 음낭이 빨갛게 붓고 몸에는 열이 있으며 아품도 국부뿐만 아니라 하복부 전체에 있다.

딴딴한 응어리가 생겨 만성이 되기 전에 손을 써야 한다.

치방으로는 저령탕(猪苓湯), 팔미환(八味丸)등이 있는데 저령탕은 급성으로 배뇨곤란이 심하여 불가능할 때나 체력이 약할 때에 효과적이다.

팔미환은 만성증으로 항생제로 효력이 없을 때와 재발이 많을 때 활용하는 남성 보약으로 대표적인 것이다.

6. 피부(皮膚)

● 습진(濕疹)

습진은 피부병 중에 거의 30-40%를 차지하며, 머리염색약이나 유해한 화장품 그리고 옻을 타는 체질에서 생긴다. 급성은 빨간 반점이 주로 생기고 가려운 것이 특징이다. 이때는 갈근탕(葛根湯), 형방패독산(荊防敗毒散), 소풍산(消風散) 등이 있다. 역시 기름기는 피하고 야채류를 많이 먹어야 할 것이다.

● 완선(頑癬)

완선은 습진이 만성화된 것으로 처음에는 작은 구진(丘疹)이나 수포(水疱)가 생긴다. 보통 땀이 많은 봄이나 여름에 위세를 부리며 겨울에는 잠잠하다.

민간요법으로 쌀겨 기름을 바르면 효과를 볼 수 있다.

● 피부가 거칠고 대변(大便)이 순조롭지 못할 때

피부가 거칠고 야위며 대변이 건조하고 순조롭지 못할 때에는 대마인(大麻仁), 백자인(柏子仁), 백출(白朮)을 볶아 같은 양의 가루로 만들어 여기에 녹인 밀납을 섞어 오동씨(梧桐子) 크기의 환약을 빚는다.

이것을 묽은 소금물이나 따끈한 물로 50-70알씩 식전에 세 차례 정도 날마다 복용하면 피부에 윤이 나고 여윈 것을 보강해 주고 양기나 대하증(帶下症)에도 뛰어난 효력이 있다.

● 피부풍습소양증

① 생연근(生蓮根) 즙 1컵에 꿀 ½컵을 섞어 소주(燒酒) ¼컵에 개어서 아침, 저녁으로 한 번씩 먹으면 된다.

② 마른 뽕나무 가지를 잘게 썬 것 600g을 물 1.2ℓ로 달여서 날마다 차 마시듯 먹으면 좋다.

● 피부병과 가렵고 아플 때

① 늦가을에 서리맞은 뽕잎 75g과 쑥잎 37.5g을 물 3되로 달여서 날마다 3-5컵 정도 마시고 환부를 씻으면 좋다. 만약 온몸이 가려우면 서리맞은 뽕잎 600g과 쑥잎 300g을 삶아서 그 물로 목욕을 해도 좋다.

② 큰 생강 300g을 편으로 썰어서 배갈 300g에 1-2시간 담근 후 생강편을 환부에 문지르면 좋다. 가려움 또는 아픔에 효과가 있고 부분적 마비증에도 매우 효과가 있다.

● 피부를 곱게 하는 차(茶)

① 연근차(蓮根茶) : 이 차는 특히 여성의 미용보품(美容補品)이다. 연뿌리를 편으로 썰어 말려서 가루로 600g을 만들어 꿀 또는 설탕으로 개어서 날마다 1-2큰술씩을 끓인 물 한 컵에 풀어 복용한다. 이 차를 오래 복용하면 피부색이 좋아지고 여드름, 주근깨 또는 만성설사와 대하증(帶下症)에 좋은 효과를 볼 수 있다.

② 미역차 : 이 차는 피부혈색을 좋게 함은 물론 고혈압을 낮추고 갑상선비대증(甲狀腺肥大症)에 효과가 있다. 염분을 씻은 미역을 말려 가루로 만든 것 1근과 진피(귤껍질 말린 것)를 가루로 만

든 것 1근을 섞어 날마다 식후에 물 1 컵에 1-2큰술씩 타서 복용한다.

● 전신풍습양증(全身風濕痒症)
① 부추의 잎, 줄기, 뿌리를 잘게 썰어서 물을 그 5배로 붓고 삶아 이 물을 바르면 된다.
② 연잎 삶은 물로 목욕을 하거나 환부를 씻고 바르면 된다.

● 모든 피부병, 부스럼이 가렵고 아플 때
녹두, 팥, 검은콩 각각 한 줌과 감초 100g을 물 5사발에 반이 되도록 달여서 날마다 3-5회 한 사발씩 마시면 신장염수종(腎臟炎水腫), 각기종(脚氣腫)에 좋은 효과가 있다.

● 혹이 피부에 생길 때
① 주로 손에 많이 생기는데 얼굴의 따지자리에도 닐 가지 껍질을 잘 찧어서 날마다 두 번씩 바른다.
② 고삼(苦蔘)의 씨를 껍질을 벗겨 혹에 붙이면 1-2일 뒤에는 저절로 떨어진다. 이때에 소염고(消炎膏)를 1-2회 바르면 나은 자리가 깨끗해진다.

● 얼굴의 풍습양통(風濕痒痛)
살구씨를 가루 내어 달걀 노른자 1-2개에 개어서 얼굴이나 머리에 바르면 된다.

● 피부소양증, 풍습성신경통 및 각기병(脚氣病)

토마토 3-4개를 잘게 썰어 물 3-4사발로 달여 마신다. 이때 꿀이나 설탕을 넣어도 무방하다. 또 토마토 잎, 줄기, 뿌리를 삶은 물이나 토마토를 찧어 즙을 만들어 손과 얼굴을 씻으면 얼굴이 부드럽고 희어진다.

● 피부가 가려울 때나 악성 부스럼

① 썩은 냄새가 나는 오동나무 열매 2홉을 물 2되로 푹 고아서 마시거나, 익모초(益母草) 300g을 물 2되로 달여 환부를 씻거나 내복해도 된다. 또 백강잠(白殭蠶)을 볶아 가루로 만들어 식간마다 술 반잔을 탄 물로 10-20g씩 복용한다.

② 사물탕(四物湯)에 개구리밥 7.5g, 황금(黃芩) 37.5g씩을 넣어 날마다 2첩을 달여서 식간마다 세 차례 복용하면 된다. 이때 한 번은 재탕한 걸 먹는다.

③ 능소화(陵霄花)를 가루로 만들어 술 반잔으로 식간마다 복용하면 좋다.

● 피부풍습소양과 국부의 가려움증

① 꿀 한 사발에 감초 37.5g을 달여 날마다 2-3회 바르면 된다. 또 꿀 1큰 술과 청주 1큰술을 끓여 시간마다 한 번씩 복용하면 좋다.

② 벌집과 매미허물을 같은 양으로 볶아 가루 내서 식간마다 따끈한 술이나 술을 약간 탄 따끈한 물로 10-20g씩 복용하면 좋다.

③ 누에를 노랗게 볶아 가루 내서 생강차에 술을 약간 탄 것으

로 10-20g씩 식간마다 복용하면 좋다.

● 건성피부에 부스럼이 생길 때
참기름 또는 검은깨 기름을 날마다 두 번씩 바르면 효과가 있다.

● 땀띠
녹두가루 37.5g, 활석분(滑石粉) 37.5g, 빙편 1g을 잘 섞어서 이것을 바르면 효과가 있다.

● 지양고(止痒膏)
돼지고기 75g과 살구씨 가루를 함께 찧어 헝겊으로 싸서 환부를 문지르면 부스럼과 가려움증이 멎는다.

● 피부가 물고기 비늘이나 뱀 껍질처럼 될 때
누에의 주둥이를 제거하고 말리거나 볶아서 낸 가루 18.7g과 잘게 썬 뱀허물 94g을 함께 삶아 이 물로 하루 2번 목욕하면 좋다.

● 소양증과 종기에서 진물이 날 때
누에를 1-2회 볶아 물 1-2되로 달여 반이 되면 목욕을 하거나 또는 약솜에 찍어 2-3회 발라주면 된다.

● 피부풍진 및 피부소양증

능소화를 가루로 만들어 뜨거운 술 또는 술 반 물 반 섞은 것으로 7.5g씩 날마다 식간에 복용하면 좋다. 이것은 부인들의 적백대하에도 효과가 있다.

● 마른버짐

이것은 기름진 음식을 즐기는 사람에게 많은 것으로 신진대사의 이상이나 내분비장애로 인해 생기는 수가 많다.

손등 쪽이나 무릎, 팔꿈치에 좁쌀 정도의 붉은 발진이 생겨 이것이 차츰 온몸에 퍼진다.

나을 때는 중앙부터 서서히 바깥쪽을 향해 엷고 둥글게 낫는다.

처방으로 계지가황기탕이 있다. 이것은 발생 후 병의 상태가 심하지 않을 때 즉 초기에 효과적이다.

● 무좀

무좀을 가지고 있는 사람은 알겠지만 이것도 또한 어느 병 못지 않게 고질적인 것이다. 특히 여름이 되면 더욱 심해진다. 증세로는 몹시 가렵고 따가워 비비면 물집이 터져 아프곤 한다.

이렇게 볼 때 역시 체질을 개선해야 되지 않을까 생각한다. 체질개선으론 육식을 피하고 설탕, 술, 신 것, 음료수를 피한다. 주로 식물성 해조류를 많이 먹고 가정요법으로는 낙지를 삶아 그 물에 찜질해도 좋고 해묵은 겨 찌꺼기를 환부에 대고 문지르기를 계속 하는 것도 좋다. 언제나 통풍은 잘 되어야 하고 여름에는 해수욕을 즐기는 것도 이상적이다.

열기가 심하고 붓고 터져서 고통을 느낄 때는 고백산(枯白散),

지유(地楡), 택사(澤瀉) 등을 달여서 대야에 담고 5분 정도 담갔다, 꺼냈다를 반시간 정도 한다. 3일 정도 하고 나면 어느 정도 딱지가 앉고 벗겨지면서 새살이 돋는다.

● 딸기코

중년층의 애주가에게 많은 것으로서 피지의 분비가 많아져서 그것이 모공(毛孔)을 확장시켜 차차 구진(口疹)이나 농포(膿疱)를 만들게 되며 그 부분 전체가 부어 올라 딱딱한 응어리가 되어 버리는 것이다.

치방으로 방풍통성산, 황련해독탕 등이 있다.

방풍통성산은 비만자로 알콜중독자나 육식을 좋아하는 자로 두부(頭部)가 충혈되는 데에 효과적이다.

황련해독탕은 초기에 발적하고 충혈하나 종창(腫脹)하지 않은데 복용한다.

● 암내

우리 몸에서 냄새가 난다는 것은 자신도 불쾌하지만 타인에게도 큰 피해를 준다. 젊은 층은 땀으로 인해 겨드랑 밑의 큰 땀구멍으로부터 땀이 많이 난다. 가벼운 증세는 수술하지 않아도 되지만 심한 경우에는 수술이 필요하다.

치방으론 생강을 진하게 달여 그 즙을 뜨겁게 해서 수건에 적셔 겨드랑 밑을 20-30분 찜질하는 것도 좋고 뜸쑥을 놓고 찜질을 해서 흉터를 만드는 방법도 있다.

● **다한증(多汗症)**

땀을 이상하게 많이 흘리는 것을 뜻하는데 여기엔 계지가황탕(桂枝加黃湯)이나 방기황기탕(防己黃耆湯) 등이 있다.

계지가황탕은 보통 체질이 허약한 사람에게 일어나는 범발성의 다한증에 크게 활용되며 방기황기탕은 비만한 부인에게 많은 다한증에 쓴다. 소변량이 적고 피로하기 쉬운 데에도 좋다.

● **두드러기**

보통 부패된 음식을 먹었을 때 식중독으로 인해 생겨나는 것으로 위, 간, 신 등 내장에 장애가 생기는 중독 증상의 하나이다. 또 곤충에 물려 약을 잘못 썼을 경우나 갑자기 찬 공기를 쏘였을 때에도 생긴다.

이때는 지실(枳實), 지각(枳殼)을 적당히 삶아서 그 물을 자주 마실 것이며 찬 공기 때문에 일어나는 현상은 꿀 1홉에 더운 물 2홉을 넣고 두세 번 나누어 마신다. 특히 알레르기 체질 자는 체질개선을 해야 한다.

처방으로 갈근탕, 향소산, 승기탕 등이 있다.

먼저 갈근탕은 초기로서 열이 있고 가려움이 심한 경우에 좋으며 향소산은 생선으로 인한 중독에 의하여, 두드러기가 생겼을 때에, 승기탕은 발진이 심해서 독물이 소화기에 정체되어 복부가 팽만했을 때에, 백호탕은 가려움이 심하고 잠못이루며 번조(煩燥)롭고 갈증이 있을 때 효과적이다.

● **여드름**

피지가 가장 많이 분비되는 시기에 그 분량이 많거나 또는 피부면이 깨끗치 못할 때 피지선에서 피지가 빠져 나올 수 없어서 꽉 막혀 버리면 밖으로 나오려던 피지가 표피를 들어내어 여드름이 된다.

이 밖에도 호르몬의 분비장애나 성기의 이상, 위장이 좋지 않을 때, 비만증, 변비 등 여러 가지 원인이 있다. 이때는 청상방풍탕(淸上防風湯)과 도인승기탕(桃仁承氣湯), 당귀작약산 등이 효과적이다.

먼저 청상방풍탕은 얼굴에 홍조를 띤 사람에게 좋으며 도인승기탕은 변비가 심할 때, 당귀작약산은 빈혈이나 월경불순에 효과적이다.

식양요법으론 동물성 지방이나 자극성을 피하고 그 대신 야채, 과일 등을 많이 먹는 것이 좋다.

민간요법으로 복숭아꽃을 으깨어 그 즙을 얼굴에 바르면 좋고, 이 외에 소금물로 세수하는 등 많은 묘방들이 있다.

● 원형탈모증(圓形脫毛症)

머리가 군데군데 원형으로 빠지는 것을 말하는데 원인은 신경성이나 내분비에 이상이 생겨 빠지는 것이다. 여자보다는 보편적으로 남자 쪽에 많으며 갑자기 일어나는 현상이다.

심하면 대머리가 되는 수도 있다.

처방으론 이선환(二仙丸), 삼성고(三聖膏), 자영산(滋營散)등이며 이선환은 모발이 탈락하는 데 효과적이며, 삼성고는 모발이 빠진 것을 다시 나게 하고, 자영산은 모발을 기르고 탈락한 것을 나게 하는데 외용약으로 효과적이다.

식양요법으론 육식이나 지방성, 자극성은 피하고 날것이나 해조류를 먹는다.

민간요법으론 인삼의 잎을 달여서 그 물로 세발하면 빠진 것이 다시 나고 효과적이다.

● 기미

보통 임신 3-4개월에 나타나기 시작하여 차츰 짙게 되다가 분만하면 없어지기도 하고 그대로 남는 경우도 있다.

직사광선이나 임신 중절수술 등에서 생기는 경우도 있으며 내장기관의 장애로 생기기도 한다.

치료로는 아픔이나 병은 아니지만 여성으로서 무척 신경이 쓰이므로 직사광선에 의해 생긴 것은 당귀작약산이 크게 활용되고, 비만하고 변비가 있어 생기는 경우와 임신중에 생긴 것은 계지복령탕이 이상적이다. 허약하고 빈혈성이며, 갱년기에 오는 수도 있어서 여기에는 가미소요산이 제격이다. 이밖에도 병증에 따라 여러 가지이다. 아무튼 위의 약물을 오래 계속 복용하면 치료가 가능하다.

7. 이비인후과(耳鼻咽喉科)

● 외이도염(外耳道炎)

우리가 흔히 귀앓이라고 말하는 것으로 귀 쑤시개나 성냥개비 등으로 귓속을 후빌 때 상처가 난다든가 수영을 하다 물이 들어갔을 때 상처 난 곳에 균이 들어가서 염증을 일으킨다.

이럴 때 이따금 쿡쿡 쑤실 때도 있고 아프기도 하며 열도 생기는 고통을 겪는다.

처방으론 십미패독산, 소시호탕, 탁리소독음 등이 있는데 십미패독산은 초기에 화농하기 시작할 때, 소시호탕은 약간 경과가 오래 되었을 때에 쓴다.

탁리소독음은 배농이 계속되고 있을 때 활용한다.

그리고 귀 언저리를 뜨거운 수건으로 찜질하는 것이 좋다.

● 중이염(中耳炎)

콧구멍을 통해서 들어간 균이 이관(耳管)을 통해서 중이에 도달하여 거기서 감염하여 염증을 일으키는 것이 중이염이다.

균은 연쇄상구균(連鎖狀球菌)이라는 화농균(化膿菌)이 주이지만 이밖에도 폐염균(肺炎菌), 포도상구균(葡萄狀球菌), 인프르엔자균, 디프테리아균, 티프스균, 대장균, 결핵균 등이 중이염을 일으키는 수가 있다. 수영할 때 물이 귀에 들어가서 중이염을 일으키는 것도 대부분은 입이나 코로부터 들어간 불결한 물이 앞에서 말한 바와 같이 이관을 경유하여 중이에 들어간 것이며 외이(外耳)를 통해서 고막을 빠져나가 중이에 들어가는 것은 매우 드물다.

특히 인프루엔자균으로 인한 중이염의 통증은 격렬하다. 이 통증으로 인해 38도 이상의 열이 나고 편두통, 식욕부진, 불면, 그리고 메스꺼워한다. 어린이가 38도 이상의 열을 내면 경련을 일으키거나 헛소리를 하는 수도 있는데 이와 같은 중이염이 악화되면 뇌막염(腦膜炎)을 일으킬 수 도 있으므로 충분한 주의가 필요하다.

치방으로는 갈근탕, 소시호탕, 형개연교탕(荊芥連膠湯) 등이 효과적인데 갈근탕은 귓속이 아프고 열이 나며 두통이 있는 초기에 효과적이다. 소시호탕은 열이 있고 재발되어 농이 흐를 때 길경을 가미해서 쓰면 더욱 좋다. 형개연교탕은 경과가 오래되어 귀 안이 아프고 열이 있고 농이 흐를 때 쓴다.

식양요법으론 지방이 많은 동물성, 육류, 생선은 피하는 것이 좋고 당분도 멀리 해야 한다. 칼슘이나 비타민 A가 부족해서 생기므로 이것을 충분히 섭취해야 한다.

● **비염(鼻炎)**

비염은 코감기이므로 연쇄상구균이나 포도상구균, 인프루엔자균이 코로부터 흡입되어 그것이 비점막(鼻粘膜)에 부착하여 염증을 일으키는 것이 대부분이다.

특히 감기에 동반하여 걸리는 경우가 대부분이며 몸이 약한 사람이나 편도선에 고장이 있는 사람은 비염에 걸리기 쉽다.

이 상태는 그다지 걱정 할 것은 없지만 경과가 지나면 약간 냄새가 나며 잘못하면 축농증(蓄膿症)이나 중이염(中耳炎), 결막염(結膜炎) 등을 일으키는 경우가 있으므로 충분히 안정을 취하고 베개는 높게 하고 자며 음식물은 항상 따뜻한 것을 먹도록 한다.

치방으론 십미패독산, 형개연교탕 등으로 십미패독산은 짙은 농성의 분비물이 흘러내릴 때 효과적이다. 형개연교탕은 짙은 농성의 분비물이 계속되고 만성화하기 시작할 때 이상적이다.

우리가 가정에서 할 수 있는 요법으로 대추 한 줌에 감초를 적당히 넣고 다려서 먹고 땀을 내면 좋다.

● 인후염(咽喉炎)

찬 공기나 가스 혹은 직접 인후에 자극이 주어졌을 때 인후염을 일으키는 것으로 비염을 발병하기 쉽고 후두염을 수반하기 쉽다. 이때는 반하후박탕(半夏厚朴湯)을 쓰면 이상적이다. 반하후박탕은 후두염에도 쓰면 좋고 발병하여 목소리가 쉬거나 나오지 않을 때 좋다.

● 편도선비대(扁桃腺肥大)

어린이에게 많은 것으로 자주 편도선염을 앓으며 구개편도가 비대해져서 목이 막히는 듯한 느낌과 호흡이 곤란하게 된다. 이렇게 되면 잠이 깊이 들지 못하고 기억력이 감퇴하며 주의력도 산만해진다. 소건중탕(小建中湯)과 소시호탕이 피로가 잦고 허약하며 구개편도가 비대해 있고 임파선이 부은 어린이에게 이상적이다.

8. 안과(眼科)와 치과(齒科)

● 결막염(結膜炎)

이물(異物), 꽃가루, 광선 등의 자극에 의하여 일어나는 것으로 영양부족이나 눈의 과로 등도 하나의 원인이 된다.

증세로는 눈알이 거칠거칠 하는 이물감이 있고 눈이 부셔서 밝은 빛을 볼 수 없고 눈곱도 끼며 외부의 찬바람을 쏘이면 눈물이 난다. 그리고 각막의 표층에 혼탁을 일으켜 언제까지나 남게 된다.

여기에는 청상방풍탕, 월비가출탕(越婢加朮湯), 소청룡탕 등이 효과적이며 청상방풍탕은 초기의 약으로서 갈근탕을 먹어도 효과가 없을 때 쓴다.

● 야맹증(夜盲症)

야맹증은 선천성과 영양실조에서 오는 경우가 있다.

선천성 체질로 인한 야맹증은 어쩔 수 없으나 비타민 A의 부족이 원인으로 오는 사람은 동물의 간이나 간유를 이용하면 된다.

후천적인 것은 영계구감탕(苓桂求甘湯)이 좋으며 각막이 건조하여 눈이 부시고 눈물이 절로 날 때 효과적이다.

● 각막실질염(角膜實質炎)

이 병은 주로 매독이 원인이 되어 생기는 것으로 결핵균으로 인하여 발생하는 수도 있다.

대체로 10대와 20대로서 눈이 부시고 눈물이 자꾸 나서 거의 눈을 뜰 수 없다. 각막 주변은 빨갛게 충혈되고 부분적으로 흐리기 시작하며, 각막을 모두 덮게 된다.

이때는 월비가출탕이나 세간명목산(洗肝明目散), 소시호탕, 방풍통성산 등이 효과적이다.

● 트라코마

하나의 전염병으로서 결막 조직에 충혈이 있고 조그마한 응어리나 과립이 생기는 것이다.

눈이 피로하면 곧 악화되며 무엇이 흐릿하게 끼고 거기에 가는 혈관이 모여들게 된다.

여기에 치방으로는 월비가출탕, 삼황사심탕 등이 있으며 월비가출탕은 각막에 안개가 끼고 눈이 부시고 눈물이 절로 흘러내릴 때 쓰며 삼황사심탕은 충혈이 심하고 상기되며 변비가 심할 때 이상적이다.

● 맥립종(麥粒腫)

속칭 다래끼를 말한다. 곪게 되면 통증이 오고 개중에는 종창된 것이 매우 커서 아래 위 눈꺼풀이 붓고 귀밑까지 아픈 경우도 있다.

치방으론 갈근탕, 방풍통성산, 십미패독산 등이 있는데 다래끼가 자주 나는 사람이나 빨갛게 부어 오를 때에 효과적이다.

● 수포성 결막염(水疱性 結膜炎)

이 병은 결막에 생기는 것과 각막에 생기는 두 가지가 있는데 허약한 체질에 많이 걸린다.

쌀알 정도의 작은 회색 결절(結節)이거나 물집 모양을 하고 있다.

흰자위와 검은자위의 경계에 많이 생기는 것으로 빨개지고 눈물과 눈곱이 자주 생긴다.

치방으로 월비가출탕, 소건중탕, 소시호탕 등이 있는데 월비가출탕은 눈이 부시고 눈물이 많이 나고 각막에 수포가 생겼을 때에, 소건중탕은 허약아로서 자주 재발하는 경우 크게 효과적이다.

● **안검연염(眼瞼緣炎)**

눈이 짓무르는 것을 뜻하는데 감염에서 오거나, 약품을 잘못 썼을 때나 자극성이 강한 공기 속에서 오는 것으로 눈이 약간 부으면서 눈꺼풀 사이에는 종기나 딱지가 생기고 짓무르게 된다.

치방으로는 소시호탕, 형방패독산 등이 효과적이다.

● **각막연화증(角膜軟化症)**

각막이 건조한 것을 뜻하는데 어린이의 경우는 실명하기 쉽다. 각막이 건조하기 시작하면 빨갛게 충혈되고 눈이 부시며 통증이 있다. 어린이에게서 많이 볼 수 있다.

특히 홍역을 앓을 때는 반드시 결막염에 걸리며 그 결막염이 각막연화증이 되기 쉬운 경우도 적지 않으므로 이 점도 역시 주의해야 한다. 기생충의 유무에도 유의하도록 한다.

치방으로는 시호청간탕이 효과적이다. 체질 개선을 꾀해야 하며 눈이 부시고 눈물이 나며 출혈되었을 땐 월비가출탕도 효과적이다.

● 충치(蟲齒)

음식물의 찌꺼기가 입안에 남아 있게 되면 눈에 보이지 않는 유산균이 생겨서 치아의 화학적인 작용과 함께 조금씩 부식되어 가는 상태를 말한다.

치수염(齒髓炎)이 되면 통증을 느끼고 음식을 먹을 수 없게 되며 잠을 이룰 수도 없게 된다. 이때는 계지오물탕으로 통증을 멈춰주는데 충치는 다시 재생되는 것은 아니므로 항상 청결히 하고 다른 조치를 해야 한다.

● 치근막염(齒根膜炎)

치근막이란 치아의 뿌리를 싸고 있는 막인데 세균으로 인하여 여기에 염증을 일으키는 것이 치근막염이다.

대체로 충치를 통해서 생기는 것으로 치근 부분이 후끈거리고 이빨이 들뜬 느낌이 들어 힘껏 물면 아프다.

이때 치방으론 계지오물탕이 효과적이다.

9. 부인과(婦人科)

● 냉(冷)

냉은 허하거나 원기가 부족하거나 내장기관이 손상되었거나 피가 울체되어 순환이 원활하지 못할 때 생기는 것으로 아랫배가 얼음장처럼 찬 것을 뜻한다.

꼭 냉이 모두 한(寒)한 것만은 아니지만 대하가 심하다. 냉이 흐르거나 냉이 있다는 것을 말한다.

그러나 음양허실을 먼저 판단하고 하초에 응결된 것을 풀어주어야 한다. 양허다한(陽虛多寒)에는 처방으로 이음전(理陰煎), 대영전(大營煎) 등이 있고 기체변비(氣滯便秘)에는 당귀귤피탕(當歸橘皮湯)이 대표적이며 소변불리(小便不利)에는 오령산(五苓散)을 활용한다.

● 대하(帶下)

대하는 보통 부인에게 많은 색깔을 띠고 냄새가 나는 분비물을 뜻하는데 때로는 가렵기도 하다.

먼저 지나치게 성교해서 대하가 심하면 육미지황탕(六味地黃湯)을 쓰며 독신녀가 정상적인 성생활을 못하여 생리 불순에 따라 대하가 심할 때는 소요산, 화중탕 등이 좋다.

성병으로 인한 임질이나 잡균으로 대하가 심할 때는 오령산 고민이 많고 소화가 안되며 변비가 있고 대하가 심하면 귀비탕(歸脾湯)이나 서화탕(叙和湯), 허약해서 수족이나 무릎이 차고 양허(陽虛)하면 이음전이나 계부탕(桂附湯) 등이 좋다.

● 음문제질(陰門諸疾)

음문종(陰門腫)은 주위가 붓고 아픈 증상이다. 보통 청결치 못하였거나 임질(淋疾)이 있을 때에 많이 생기는 것으로 여기에는 용담사간탕(龍膽瀉肝湯)이 효과적이다.

● 불감증(不感症)과 자궁병

① 불감증이란 성적인 쾌감을 느끼지 못하는 것을 말하는 것이다.

남자와 접근할 때 성적 흥분감을 느끼지 못한다.

치법으론 근심, 걱정, 우울 등 정신적 이상으로 인한 것인데 이때는 가미소요산을 복용한다. 또 가정의 많은 가사 등으로 너무 피로에 지쳐 정신적 여유가 없어 감정이 메말랐을 경우나, 태어날 때부터 양허한 여자가 빈혈이 심하고 전신적으로 쇠약해서 생식 기능을 상실했을 때도 불감증이 될 수 있는데 이때는 오복음이나 대영진을 복용하면 좋다.

② 자궁내막염(子宮內膜炎)에는 용담사간탕을 쓰는데 급성, 만성 모두 잘 듣는 처방이다. 대하나 요도염, 방광염이 있을 때도 효과적이다.

③ 자궁하수(子宮下垂)에는 온경탕(溫經湯)이 좋다. 허한(虛寒) 여성으로 월경불순, 요통, 상열감, 한감등을 느낄 때도 이 처방이 효과적이다.

④ 난소염(卵巢炎)에는 대황목단피탕(大黃牧丹皮湯)을 쓰는데 염증이 심한 경우나, 복부에 통증을 느끼고 배를 눌러보면 압통감이 뚜렷할 때 효과적이다.

● 불임증(不姙症)

자식을 얻어 대를 잇는다는 뜻으로 정상적인 성교는 별 문제가 되지 않지만 잉태를 하지 못하는 경우가 있으니 이것이 문제다.

보통 불임의 원인은 선천적인 것과 후천적인 것이 있는데 선천적인 것은 태어날 때부터 자궁의 발육이 불완전하여 생식능력을 제대로 갖추지 못한 것이며, 후천적인 것은 생활의 부자연, 부적당하거나 다른 어떤 원인으로 본래 지니고 있던 생식능력이 제 기능을 다하지 못하는 것을 들 수 있다.

여기에 치방으론 가미익모환(加味益母丸)이나 조경종옥탕(調經種玉湯), 온신환(溫腎丸) 등을 들 수 있다.

가미익모환은 여자의 하초(下焦)가 냉하여 잉태를 못할 때에, 조경종옥탕은 정신적인 과민이나 분노, 울분이 격할 때 이로 해서 임신을 하지 못하거나 월경이 고르지 못하여 임신이 불가능 할 때에, 온신환은 남자의 불임에 좋다.

● 월경(月經)

월경은 보통 14세 이상이 되면 정상인으로서 누구나 하게 되어 있다.

초경을 하고 나면 매달 주기로 하게 되어있으나 처음 얼마 간은 불규칙한 것이 보통이다.

그러나 전연 없거나 나오다 끊어지는 경우는 난소나 자궁의 기능쇠퇴이거나 발육부진 등의 경우 치방으로는 팔물탕(八物湯), 대영전(大營煎) 등이 효과적이다.

주기적으로 월경 일이 며칠 늦고 빨라지는 것은 병적이라 할 수 없다. 보통 4-5일 늦거나 빠른 것, 28일 형에서 35일 형까지는 정상이라 볼 수 있으나 8일보다 짧거나 35일보다 늦으면 다소 부조하다고 볼 수 있다.

요통이 있고 몸을 차게 하여 냉할 때는 통경탕(痛經湯)이나 육합탕(六合湯)이 효과적이다.

월경이 순조롭게 나오지 않고 아랫배나 허리가 끊어질 듯이 심하게 아플 때는 육합탕, 통경탕, 조경음이 효과적이다.

● 허약(虛弱)

혈허(血虛)하여 영양이 좋지 못하고 피가 부족해서 대변은 딱딱하고 피부는 건조하고 월경이 고르지 않은 데에는 사물탕, 녹용대보탕이 효과적이다.

기허(氣虛)는 모든 것이 귀찮고 움직이기 싫으며, 땀이 절로 흐르고 정신이 맑지 못하며 졸리는 현상인데 위하수증은 보통 기허해서 오는 것이다. 이런 경우는 보중익기탕, 사군자탕 등의 처방이 있다.

음허하면 체온이 보통 사람보다 높고 더운 것이 싫으며 맥박은 강하고 빠르며 얼굴은 언제나 상기된 것처럼 보이고 오후나 여름에는 피로가 심한 증세를 보인다. 이때는 육미지황탕, 보음전 등이 효과적이다.

양허는 음허와 반대 현상으로서 이중탕, 대영전, 부자이중탕이 효과적이다.

● 잉태(孕胎)

① 임신을 하게 되면 맨 먼저 다달이 나오던 월경이 끊기고 맥의 변화를 일으켜 맥을 보고도 알 수 있으며 평상시 좋아하던 음식이 싫어지고 생각지도 않던 엉뚱한 음식이 먹고 싶어진다. 그리고 신경은 대개 날카로우며 생리적, 심리적 반응이 곧 시기나 질투, 불만의 감정으로 나타난다.

② 육체가 풍만하고 얼굴에 검푸른 빛이 돌거나 주근깨, 기미 등이 끼며 젖꼭지와 외음부도 검은 빛이 나고, 다리가 붓거나 온 몸에 권태감이 심하고 변비가 생기며 달수가 차면 숨도 찬다.

보통 임신 중에 입덧이 심한 사람이 있는데 체중이 감소되고 발열, 두통, 누런 담즙을 토하기도 한다. 이때 약을 쓰게 되는데 태아를 위해서 신중히 생각해서 써야 한다.

③ 그리고 임신 중에 지켜야 할 몇 가지가 있다. 첫째는 언제나 밝은 마음을 가지고 정신은 안정을 꾀해야 하며 음식은 태아를 위해서 편식하지 말고 자극성 음식은 피하는 것이 좋다.

두번째로 임신 중에는 단방이 좋으며 임신 3-4개월 때나 분만기가 가까우면 성교는 피하고, 세번째로 약물을 복용할 때는 항상 신경을 쓰고 복용 시에는 전문가의 지시를 따라야 한다.

④ 태루와 태동이 있는데 태루라는 것은 임부의 자궁으로부터 하혈하는 것을 말하는 것이고 태동은 하복통과 요통 등 태기가 불안한 것을 말하는 것이다. 어떤 문헌은 복통이 없이 피가 보이면 태루 라고 하였으며 복통이 있으면서 피가 보이는 것은 태동이라고 구분하기도 한다. 아무튼 이 두 가지 경우는 유산의 조짐이며 빠른 조치가 필요하다. 그 원인은 오로지 허약해서 오거나 그렇지 않으면 부주의나 무리에 의한 것들이다.

여기에 치료법으로는 기허(氣虛)해서 그럴 때에는 보중익기탕, 십전대보탕이 좋고 음허혈열할 때에는 보음전, 양허다한했을 때는 오복음(五福飮), 자궁이 약할 때에는 태원음(胎元飮), 갑자기 놀래서 태동이 있을 때는 안태음(安胎飮), 심한 성교로 태루가 되었을 때는 팔물탕 등을 활용한다.

⑤ 임신각기는 다리에 부종이 있고 지각에 이상이 있고 다리 무릎이 힘 없는 증세를 나타내며 분만시에는 온몸에 힘이 빠지는 것을 말한다.

이럴 때는 보중익기탕을 쓴다.

⑥ 자수(子嗽)란 임신 중의 기침을 뜻하는데 여기엔 궁소산(芎蘇散)이나 삼소음(蔘蘇飮)이 좋다.

⑦ 임부가 산월(産月)이 되면 배가 한껏 부르고 몸이 무거우며 자궁이 명치 밑까지 치밀어서 호흡이 거북할 정도이던 것이 산기(産期)가 가까워 오면 태아가 점점 아랫배로 처져 내려가서 호흡도 편해진다. 그 대신 골반부가 더 무겁고 방광과 직장이 압박되어서 소변이 잦고 변비가 되기 쉽다. 이때에는 멀리 외출하거나 과도한 운동을 피할 것이며 성교는 절대 삼가야 한다.

⑧ 산후엔 몸이 허약해져서 여러 가지 병이 발생하기 쉽다. 산후발열이나 산후복통, 산후허로, 또 산후혈훈, 산후부종, 산후천급, 산후해수, 산후음탈 등 여러 가지가 발생하므로 여기에 적합한 보약을 써야 될 것이다.

● 젖

분만 후 건강한 산모는 초유가 나온 뒤 사흘째부터는 성유가 나오게 되는데 이것이 순조롭지 않고 원활히 분비되지 못하는 것은 유선의 발육이 불완전하거나 유방 자체에 병이 있거나 영양섭취가 충분하지 못할 때 그런 것이다. 젖이 잘 나오게 하려면 가정요법으로 사슴 뒷다리를 말려두었다가 불에 달구어 젖꼭지 언저리를 문질러 준다. 그러면 하나의 마사지가 되어 젖이 잘 나오게 된다.

가물치나 잉어를 달여 먹어도 좋다. 그 외 돼지 족발, 소 족발, 소꼬리 등도 달여서 먹는다.

젖을 뗄 때는 엿기름을 삶아서 먹거나 인삼 잔뿌리를 삶아 먹으면 젖이 나오지 않는다.

또 유종경동통이라 해서 유방이 붓고 딴딴해지면서 아픈 것을 말하는데 이럴 때는 젖을 충분히 빨아내도록 하고 약으로는 신효산(辛效散)이나 십육미유기음(十六味流氣飮) 등이 효과적이다.

10. 소아과(小兒科)

● 소아마비(小兒痲痺)

이 병원체는 바이러스로서 이것이 코나 인후 또는 소화관을 통해서 들어가 척추의 회백질(灰白質)의 전각(前角)이 있는 곳에 침입하여 일어나는 것으로 본다. 이 병은 대개 1살부터 5살까지의 아기에게 가장 많이 감염되는 것이다. 유행기는 6월부터 9월까지로 여름에 많다. 또 면역성의 전염병이므로 한 번 걸리면 두 번 다시 걸리지 않는 것이다. 그러나 자칫 잘못하면 평생 불구의 몸이 되는 병이므로 이의 예방에 대해서는 부모가 충분한 관심을 가져야 할 것이다.

감염이 되면 대체적으로 4-10일 정도의 잠복기가 있고 그 뒤에 갑자기 39-40도의 높은 열이 나며 그것이 며칠 동안 계속된다. 이 사이에 온몸의 권태감, 두통, 식욕부진, 발한과다, 구토, 설사, 복통, 경련 등을 일으켜 몹시 고통을 받는다. 이렇게 발열기에 접어 들면 하루나 이틀 동안에 마비가 생긴다. 마비는 주로 다리의 근육층에 일어나지만 등 뒤 근육이나 손에도 일어나는 수가 있다. 그러니까 갑자기 그 부분이 마비를 일으켜 축 늘어져서 움직이지 않게 되며 기형적으로 굽어 버리는 수가 많다.

처방은 계지탕, 십전대보탕 등인데 계지탕은 열이 내리고 난 뒤 이완성마비가 생기고 위축을 나타낼 때 효과적이다. 십전대보탕은 경과가 길며 빈혈이 있고 마비된 다리가 싸늘하게 차질 때 부자(附子)를 약간 가미하여 쓰면 효과적이다. 가벼운 소아마비는 침으로도 가능하다.

● 구내염(口內炎)

보통 구내염 하면 어른에게도 있지만 어린이에게 많다. 카다르성 구내염은 입안의 점막이 빨갛게 부어서 아픈데 구강 속이 불결했을 때나 온몸이 쇠약, 위장장애로 인해 일으키는 경우도 있다. 비타민 B 결핍으로 일종의 화농균에 의한 것이다. 또 아프다성 구내염은 감기나 홍역의 후유증으로 입술의 안쪽, 혓바닥, 입천정, 잇몸 등에 콩알 크기의 노란빛을 띤 반점이 생겨 물집이 되거나 커진다.

처방으로는 삼황사심탕, 감초사심탕, 용석산(龍石散) 등이 있다.

삼황사심탕은 입안에 열이 있고 초기에 변비가 있을 때에, 감초사심탕은 급만성 위장염으로 인한 구내염에 용석산은 궤양성인 것에 가장 이상적 구강내 도포제로서 효과적이다.

식이요법과 민간요법으로는 구강을 깨끗이 하는 것은 물론이고 더운물에 소금을 타서 입안을 씻어 주고 헐었을 때는 백반을 태워서 가루로 만들어 더운물에 타서 이 물로 씻어준다.

헐고 통증이 있을 때는 결명자를 끓여 먹여도 좋다. 이때 꿀도 적당히 손에 묻혀 발라주면 좋다.

● 유행성 이하선염(流行性 耳下腺炎)

우리가 흔히 볼거리라고 하는 것으로 여자아이보다는 남자아이에게 많다. 이것도 면역성 전염병이며 홍역 등과 같이 한 번 걸리면 다시 감염되지 않는다. 증상은 2-3주 잠복기간을 지나면 몸이 나른하고, 메스꺼우며, 오한과 함께 발열한다. 열은 39도 이상이며 38도 전후도 있다. 특징은 발열하는 동시에 이하선이 붓고 양쪽에서 볼까지 부어 올라 목도 제대로 움직일 수 없고 더군다나 음식을 삼키기엔 심한 불편과 통증을 느낀다.

처방은 패독산, 갈근탕, 소시호탕 등이 있다.

패독산은 일반적으로 많이 쓰이는 것이며, 갈근탕은 두통과 열이 있을 때 효과적이고 소시호탕은 이하선이 붓고 열이 나며 혀에 백태(白苔)가 끼고 식욕이 떨어졌을 때 효과적이다. 식양요법으론 찬 것을 피하고 죽이나 미음 같은 유동식을 먹인다.

자연식 치료법

· 초판 1쇄 2014년 12월 5일 발행
· 초판 2쇄 2015년 12월 8일 발행
· 편　　저　　임종삼
· 자료제공　　삼성문화
· 기획편집　　청송미디어
· 펴 낸 이　　박효완
· 펴 낸 곳　　아이템북스
· 출판등록　　2001. 8. 7 제 2-3387호
· 주　　소　　서울 마포구 서교동 444-15

파본이나 잘못된 책은 교환해 드립니다.